Sribatsa Kumar Mahapatra
L.V. Gouri
Dharbind kumar Jha

Terapia autóloga com células da medula óssea na mastectomia radical modificada

Sribatsa Kumar Mahapatra
L.V. Gouri
Dharbind kumar Jha

Terapia autóloga com células da medula óssea na mastectomia radical modificada

ScienciaScripts

Imprint

Cover image: www.ingimage.com

This book is a translation from the original published under ISBN 978-3-330-65132-6.

Publisher:
Sciencia Scripts
is a trademark of
Dodo Books Indian Ocean Ltd. and OmniScriptum S.R.L publishing group

120 High Road, East Finchley, London, N2 9ED, United Kingdom
Str. Armeneasca 28/1, office 1, Chisinau MD-2012, Republic of Moldova, Europe
Printed at: see last page
ISBN: 978-620-8-15404-2

CAPÍTULO 1
INTRODUÇÃO

A primeira menção de cancro de qualquer tipo foi um caso de cancro da mama documentado no Egito por volta de 1600 a.C. O Papiro de Edwin Smith, um texto antigo encontrado num túmulo egípcio em 1860, descreve oito casos de tumores ou úlceras na mama. Os primeiros médicos que tentaram tratar o cancro da mama com este método escreveram sobre a doença misteriosa: "Não há tratamento".

Atualmente, porém, o cenário mudou. Foi Hipócrates, o pai da medicina ocidental, que, em 460 a.C., descreveu o cancro da mama como uma doença humoral. Chamou ao cancro *karkinos*, uma palavra grega que significa "caranguejo", porque os tumores pareciam ter tentáculos, como as patas de um caranguejo. Como todos sabemos, o peito é o órgão da maternidade e do feminismo. É o órgão de beleza da mulher e também um órgão para nutrir a criança. Naquela época, não havia tratamento para o cancro da mama e as doentes sofriam muito. Antes do século XX, o cancro da mama era temido e discutido em voz baixa, como se fosse uma desgraça. Como pouco se podia fazer em segurança com as técnicas cirúrgicas primitivas, as mulheres sofriam em silêncio em vez de procurarem tratamento. Com o avanço da cirurgia e a melhoria das taxas de sobrevivência a longo prazo, as mulheres começaram a ser sensibilizadas para a doença e para a possibilidade de um tratamento bem sucedido. O aumento da sensibilização para o cancro da mama levou à deteção precoce da doença através de auto-exames e de programas de rastreio. Por outro lado, a incidência do cancro da mama está a aumentar devido a mudanças no estilo de vida, como a menarca precoce, o casamento e o parto tardios, o desmame precoce do bebé, a utilização de terapias hormonais, etc.

O cancro da mama é a segunda causa mais comum de mortes relacionadas com o cancro, a seguir ao cancro do pulmão. Todos os anos morrem cerca de 40 000 pessoas de cancro da mama. O cancro da mama é também um problema de saúde mundial, com mais de um milhão de casos de cancro da mama

Todos os anos são diagnosticados cancros em todo o mundo [1]. A incidência global do cancro da mama aumentou até cerca de 1999, à medida que a esperança média de vida aumentou, os estilos de vida mudaram, aumentando o risco de cancro da mama, e as taxas de sobrevivência para outras doenças melhoraram. De 1999 a 2006, a incidência do cancro da mama diminuiu cerca de 2% por ano. Este declínio foi atribuído a uma redução da utilização da terapia de substituição hormonal na sequência da publicação dos primeiros resultados da Iniciativa para a Saúde das Mulheres, mas pode também ser o resultado de uma menor utilização da mamografia de rastreio.

Entre 2006 e 2010, as taxas de incidência do cancro da mama mantiveram-se estáveis [1]. No entanto, no nosso país, onde o diagnóstico precoce do cancro da mama não é possível devido à iliteracia, à ignorância e à estigmatização social, muitas doentes atingem um estádio localmente avançado ou metastático. Por conseguinte, a maioria delas necessita de uma mastectomia radical modificada em vez de uma cirurgia conservadora da mama. No entanto, após uma mastectomia radical modificada, sofrem as complicações imediatas habituais, tais como dor na ferida, necrose marginal, necrose do retalho, seroma, infecções da ferida, linfedema, ombro congelado e também complicações tardias, tais como cicatrizes hipertróficas, quelóides e recidiva do tumor local [2-4]. Devido a estas complicações, o tempo de permanência no bloco operatório é prolongado e a terapêutica adjuvante para estes doentes também é adiada. Foram realizados numerosos estudos a nível mundial para prevenir estas complicações, tais como a utilização de medicamentos à base de plantas pelos chineses, o adiamento da fisioterapia pós-operatória [5-10] por uma semana, a utilização de um bisturi harmónico em vez de um electrocautério [6,11], a utilização de drenagem por sucção negativa e ligaduras de compressão [11,12], etc. Nenhum destes métodos, por si só, é suficiente para evitar estes problemas, razão pela qual se utiliza uma abordagem combinada.

A terapia com medula óssea autóloga é um novo conceito baseado no facto de a medula óssea conter células estaminais mesenquimais que estimulam as células estaminais, os fibroblastos e os macrófagos locais a tornarem-se mais activos. Libertam também citocinas e factores de crescimento que contribuem para a rápida cicatrização das feridas e previnem complicações precoces dos retalhos, como a dor, a necrose do retalho e da margem, a formação de seromas e, eventualmente, a recidiva do tumor local. Por conseguinte, podem ser utilizados no futuro para o cancro da mama em fase inicial após a cirurgia conservadora da mama para evitar a recorrência do tumor.

CAPÍTULO 2
ANATOMIA DA MAMA

A parte proeminente do peito humano é geralmente descrita como estando acima da segunda a sexta costelas e estende-se desde o bordo lateral do esterno até à linha axilar anterior. Na realidade, uma fina camada de tecido mamário estende-se muito mais além, desde a clavícula acima até à sétima ou oitava costelas abaixo e desde a linha média até ao bordo do latissimus dorsalis na parte posterior. Este facto é importante para a mastectomia, cujo objetivo é a remoção de toda a mama.

A **cauda axilar da** mama é de importância cirúrgica. Em alguns indivíduos saudáveis é palpável e em alguns pode ser vista antes da menstruação ou durante a lactação. Uma cauda axilar bem desenvolvida é por vezes confundida com uma coleção de gânglios linfáticos aumentados ou um lipoma.1 O **lóbulo** é a unidade estrutural básica da glândula mamária.2 O número e o tamanho dos lóbulos variam muito: são mais numerosos nas mulheres jovens. Entre 10 e mais de 100 lóbulos abrem-se para um ducto lácteo através de ductos excretores, dos quais existem 15-20. Cada ducto é revestido por um arranjo em espiral de células mioepiteliais contrácteis e tem uma ampola terminal, um reservatório para o leite ou secreções anormais. **Os ligamentos de Cooper** são projecções ocas de tecido fibroso em forma de cone, cheias de tecido mamário; as pontas dos cones estão firmemente ligadas à fáscia superficial e, por conseguinte, à pele da mama. Estes ligamentos são responsáveis pelas bossas na pele sobre um carcinoma.

A **aréola** contém músculos involuntários que estão dispostos em anéis concêntricos e radialmente no tecido subcutâneo. **O** epitélio da aréola contém numerosas glândulas sudoríparas e sebáceas, que aumentam de tamanho durante a gravidez e servem para hidratar o mamilo durante a amamentação (tubérculo de Montgomery). As bocas dos ductos das glândulas mamárias situam-se perto da sua extremidade. O mamilo contém fibras musculares lisas dispostas de forma concêntrica e longitudinal; é, portanto, uma estrutura erecta que aponta para fora.

Os **vasos linfáticos** da mama drenam principalmente para os gânglios linfáticos axilares e internos da mama. Os gânglios axilares recebem cerca de 85% da drenagem e estão divididos nos seguintes grupos:

- **lateralmente**, ao longo da veia axilar;
- **anterior**, ao longo dos vasos torácicos laterais;
- **Posteriormente**, ao longo do subescapular vessels;
- **central**, incrustado na gordura no centro da axila;
- **inter-peitoral**, alguns nós entre o peitoral maior

e músculos mais pequenos;

- **apicais**, que se situam acima do tendão do músculo peitoral menor em continuidade com os nódulos laterais e recebem as extensões de todos os outros grupos.

Os gânglios apicais estão também em continuidade com os gânglios supraclaviculares e drenam para o tronco linfático subclávio, que flui diretamente ou através do ducto torácico ou do tronco jugular para as grandes veias.

O **gânglio sentinela** é definido como o primeiro gânglio linfático que drena a área da mama onde se encontra o tumor. A importância do gânglio sentinela é descrita mais adiante. Os gânglios linfáticos interiores da mama são menos numerosos. Situam-se ao longo dos vasos mamários internos, profundamente no plano das cartilagens costais, drenam o terço posterior da mama e não são dissecados por rotina, embora tenham sido previamente biopsados para estadiamento.

CAPÍTULO 3
PROGRESSOS HISTÓRICOS NO CANCRO DA MAMA

Enquanto os registos dos egípcios (3.500-2.000 a.C.) revelados pelo Papiro de Edwin Smith, os mesopotâmicos (Código de Hamurabi, 2200 a.C.) e a civilização grega (Hipócrates 460-370 a.C.) atribuíam as deformações e as destruições a influências demoníacas, divinas ou humorais,

Mais tarde, em 200 d.C., Galeno também descreveu o cancro. Recomendou igualmente a ingestão de bílis negra em excesso, mas, ao contrário de Hipócrates, postulou que alguns tumores eram mais perigosos do que outros. Para o tratamento médico do cancro da mama, sugeriu medicamentos como o ópio, o óleo de rícino, o alcaçuz, o enxofre, pomadas, etc. Naquela época, o cancro da mama era uma doença que afectava todo o corpo, pelo que a cirurgia não era considerada e, até ao século XVII, a doença não era tratada.

Em 1680, o médico francês François de la Boe Sylvius começou a questionar a teoria dos humores sobre o cancro. Ele supôs que o cancro não era causado por um excesso de bílis negra. Sugeriu que era causado por um processo químico que convertia o fluido linfático de ácido em ácido.

Na década de 1730, o médico parisiense Claude-Deshais Gendron também rejeitou a teoria sistémica de Galeno e explicou que o cancro se desenvolve quando o tecido nervoso e glandular se mistura com os vasos linfáticos.

Em 1713, Bernardino Ramazzini levantou a hipótese de que a incidência de cancro da mama nas freiras se devia à falta de sexo. Ramazzini afirmou que, sem uma atividade sexual regular, os órgãos reprodutores, incluindo a mama, podiam atrofiar e desenvolver cancro.

Um outro investigador, Friedrich Hoffman, da Prússia, postulou que as mulheres que tinham relações sexuais regulares e que, mesmo assim, desenvolviam cancro, praticavam sexo "vigoroso". Isto poderia levar a um bloqueio dos canais linfáticos.

Outras teorias incluíam Giovanni Morgagni, que atribuía a culpa ao leite coalhado, Johanes de Gorter, que atribuía a culpa à inflamação purulenta da mama, Claude-Nic olas Le Cat de Rouen, que atribuía a culpa à doença mental depressiva, Lorenz Heister, que atribuía a culpa à falta de filhos, e ainda outros que atribuíam a culpa a um estilo de vida sedentário.

Em 1757, Henri Le Dran, um importante médico francês, sugeriu que a remoção cirúrgica do tumor poderia ajudar no tratamento do cancro da mama, desde que os gânglios linfáticos infectados nas axilas fossem removidos.

Claude-Nicolas Le Cat era de opinião que a terapia cirúrgica era o único método de tratamento deste cancro. Esta opinião manteve-se até ao século XX e levou à introdução da mastectomia radical, ou seja, a remoção extensiva da mama.

Em meados do século XIX, a cirurgia era a única forma de tratar o cancro da mama.

O desenvolvimento dos anti-sépticos, da anestesia e da transfusão sanguínea durante este período também tornou possível a sobrevivência após a cirurgia.

William Halstead, de Nova Iorque, fez da cirurgia radical da mama o padrão de ouro para os 100 anos seguintes. Desenvolveu a mastectomia radical, na qual a mama, os nódulos axilares (caroços nas axilas) e ambos os músculos peitorais são removidos numa única operação ou numa só peça para evitar que o cancro se espalhe, enquanto cada uma destas partes é removida separadamente. A mastectomia radical foi o método de tratamento mais importante nas primeiras quatro décadas do século XX. Embora a mastectomia radical, especialmente quando realizada precocemente, contribuísse para uma maior sobrevivência das mulheres, muitas mulheres não optavam por ela, uma vez que as deixava desfiguradas. Em 1895, o cirurgião escocês George Beatson descobriu que a remoção dos ovários de uma das suas pacientes provocava a contração do tumor da mama. A redução do tamanho do tumor após a remoção dos ovários deveu-se ao facto de os estrogénios dos ovários contribuírem para o crescimento do tumor e a sua remoção contribuir para a sua redução.

Em seguida, descobriu-se que, nestas mulheres sem ovários, o estrogénio era produzido pelas glândulas supra-renais. Em 1952, Charles Huggins começou a remover a glândula suprarrenal de uma mulher (adrenalectomia) para remover o estrogénio do tumor. Rolf Lefft e Herbert Olivecrona começaram a remover a glândula pituitária - outro local de estimulação da produção de estrogénios.

Em 1955, George Crile sugeriu que o cancro não é localizado, mas que se espalha por todo o corpo. Bernard Fisher chamou também a atenção para a capacidade do cancro para formar metástases. Em 1976, Fisher publicou os resultados de uma operação de conservação da mama mais simples, seguida de radioterapia ou quimioterapia. Concluiu que estas operações eram tão eficazes como a mastectomia radical.

Com o advento da medicina moderna, até 1995, menos de 10% das mulheres com cancro da mama eram submetidas a uma mastectomia.

Este período assistiu também ao desenvolvimento de novas terapias para o cancro da mama, incluindo tratamentos hormonais, cirurgia e terapias biológicas.

CAPÍTULO 4
DESENVOLVIMENTO DA CIRURGIA DO CANCRO DA MAMA

No século I d.C., Leonides (7) descreveu a técnica cirúrgica do cancro da mama. Galeno sugeriu a excisão do cancro da mama descoberto numa fase precoce.

Andreas Vesalius tratou o cancro da mama através de uma excisão local extensa.

Goullaume de Houppeville incluía o músculo peitoral maior subjacente nas suas mastectomias.

Marcus Aurelius Severino começou por remover um nódulo linfático axilar aumentado.

Jean Louis Petit (167 4± 1750), de Paris, um dos principais fundadores da Academia Francesa de Cirurgia, propôs a ressecção em bloco da mama, dos gânglios linfáticos palpáveis e do músculo peitoral maior subjacente, se este estivesse ligado ao tumor.

Samue l Sharpe, em Inglaterra, e Benjamin Bell (174 9± 1806), na Escócia, também defendiam a mastectomia e a remoção dos gânglios linfáticos axilares palpáveis (14). No entanto, as limitações da cirurgia na era anterior à anestesia e à antissepsia restringiam a utilização destes procedimentos radicais, exceto como terapia desesperada.

Richard von Volkmann (1830± 1889) em 1875 e Lothar Heidenheim (1860± 1940) em 1889 propuseram a remoção da fáscia do músculo peitoral maior em bloco com a mama e os gânglios linfáticos axilares (14).

William Stewart Halsted (1852± 1922) alargou a operação desenvolvida por Volkmann.

Removeu todo o tecido mamário, o músculo peitoral maior e os vasos linfáticos axilares. No seu relatório de 1898, descreveu também a remoção do músculo peitoral menor (22). Este procedimento ficou conhecido como a mastectomia radical clássica de Halsted. Entre

Neste procedimento, o tecido mamário é removido em primeiro lugar, seguido dos músculos peitorais e depois, começando no ápice da axila, os canais linfáticos axilares.

Em 1948, Patey sugeriu que a remoção do peitoral maior não aumentava o valor do tratamento cirúrgico por mastectomia radical (26). Ele descreveu uma mastectomia radical modificada na qual todo o tecido mamário é removido em conjunto com o peitoral menor e o conteúdo axilar, enquanto o peitoral maior é preservado. Tanto Auchincloss como Madden modificaram ainda mais este procedimento, preservando tanto o peitoral maior como o peitoral menor.

Muitos conceitos novos foram então desenvolvidos, como a utilização da terapia conservadora da mama em conjunto com a radioterapia.

O conceito de terapia de conservação da mama após o downstaging do tumor com quimioterapia de indução.

A reconstrução da mama após mastectomia radical modificada foi desenvolvida em 1980.

O conceito de cirurgia endoscópica conservadora da mama é o mais recente avanço no campo do tratamento do cancro da mama, no qual é feita uma pequena incisão na axila para remover o tumor e a axila e, se necessário, reconstruir a mama.

Recentemente, tem havido um interesse crescente em alargar o tratamento local do cancro da mama à "cirurgia sem incisão", que pode ser realizada através de diferentes abordagens, sendo a ideia destruir todo o tecido num raio à volta do tumor, deixando o resto da mama inalterado, utilizando diferentes fontes de energia (como laser, ultra-sons ou micro-ondas) para hipertermia intersticial ou criocirurgia.

CAPÍTULO 5
CANCRO DA MAMA

O cancro da mama é uma doença muito heterogénea. A classificação baseada em caraterísticas clínicas e patológicas foi utilizada no passado como orientação para o tratamento dos doentes. A classificação histopatológica clássica é muito importante. Com base na morfologia celular, os tumores da mama podem ser divididos, grosso modo, em tumores com células de origem ductal (adenocarcinoma ductal) ou de origem lobular (carcinoma lobular). As doenças malignas da mama são ainda subdivididas em carcinomas invasivos que podem formar metástases e doenças não invasivas que podem crescer para além da membrana basal (carcinoma in s itu). Os carcinomas papilares, tubulares, mucinosos e medulares puros são outros subtipos, e o carcinoma inflamatório da mama é um subtipo particularmente agressivo que pode ser reconhecido microscopicamente pela invasão dermolinfática e está frequentemente associado clinicamente à vermelhidão da mama (que pode imitar a mastite e o edema da pele (peau d orange)).

A classificação molecular da doença está a tornar-se cada vez mais uma ferramenta importante para compreender o prognóstico clínico e prever a resposta a terapias sistémicas. A classificação molecular dos tumores da mama baseia-se em testes de um único gene, como o ER, PR, número de cópias do gene HER2, índice de proliferação e ki67, ou em plataformas de expressão multigénica que podem medir dezenas ou mesmo milhares de transcrições de genes em simultâneo. O Oncotype Dx Assay e o Mammaprint são exemplos. De acordo com a classificação molecular, distinguem-se 5 subgrupos: luminal A, luminal B, HER 2 amplificado, basal e tumor normal da mama. A evolução clínica do cancro da mama é, na melhor das hipóteses, heterogénea, mas, em geral, existem tendências baseadas no estádio. O cancro da mama precoce é curável, mas existe a possibilidade de ocorrerem metástases à distância mesmo 10-20 anos após o tratamento. No cancro localmente avançado, existe um risco acrescido de metástases à distância latentes. O cancro da mama metastático não é curável (exceto em alguns casos), mas normalmente tem uma evolução estável da doença ou responde à terapêutica, por vezes durante meses, e depois progride gradualmente.

O rastreio e a deteção precoce do cancro da mama contribuem, assim, para reduzir a morbilidade das pacientes. O conceito de avaliação tripla, ou seja, avaliação clínica, radiológica e patológica, é muito promissor para a deteção precoce de tumores. No nosso centro, utilizamos a técnica do triplo ABC para a avaliação clínica (para mais pormenores sobre a técnica do triplo ABC, consulte a segunda edição de SRB Clinical Methods in Surgery, páginas 423, 424. 423,424 ou visite https://studylib.net/doc/9714468/an-innovative- triple-abc-technique-for-clinical-breast-ex...).

A mamografia, a ressonância magnética e a ecografia são utilizadas para a avaliação radiológica. FNAC, biopsia por agulha grossa para avaliação patológica.

O estadiamento é muito importante antes do tratamento cirúrgico da mama e dos gânglios linfáticos axilares. São normalmente classificados como cancro da mama não invasivo, cancro da mama invasivo precoce, cancro da mama localmente avançado e cancro da mama com metástases à distância. O cancro da mama não invasivo é tratado localmente por mastectomia ou cirurgia conservadora da mama com ou sem radioterapia, embora sejam também utilizadas outras terapias sistémicas como a quimioterapia ou o tratamento hormonal ou combinações destas. O tratamento do cancro da mama invasivo precoce inclui terapias locais, como a mastectomia radical, radical modificada ou simples, com ou sem radioterapia. O tratamento do tumor primário não tem influência significativa no risco de metástases. Os gânglios linfáticos regionais são precursores de doença sistémica e não constituem um obstáculo à disseminação do tumor. A reconstrução da mama é muito importante para a doente por razões estéticas e psicológicas. A radioterapia após a cirurgia de conservação da mama também reduz o risco de recidiva local. A terapia endócrina adjuvante e a quimioterapia adjuvante também aumentaram as taxas de sobrevivência e preveniram as recidivas locais.

No entanto, a mastectomia radical modificada é atualmente a operação de escolha para o cancro da mama localmente avançado. No caso do cancro da mama inoperável e localmente avançado, é utilizada quimioterapia neoadjuvante para reduzir o estádio da doença. A quimioterapia adjuvante, juntamente com a terapia hormonal, é a prática habitual. O cancro da mama no estádio IV é considerado incurável (exceto em casos raros). O principal objetivo do tratamento é aliviar os sintomas da doença.

Testámos uma nova técnica em que a terapia autóloga da medula óssea (células) é utilizada no local da cirurgia após uma mastectomia radical modificada, a fim de prevenir complicações pós-operatórias do retalho e também complicações tardias, como quelóides, cicatrizes hipertróficas e recorrências locais. No futuro, utilizaremos também a terapia autóloga com medula óssea (células) para o cancro da mama em fase inicial após a cirurgia conservadora da mama, a fim de prevenir a recorrência do tumor.

CAPÍTULO 6
CÉLULAS STEM

O termo célula estaminal aparece na literatura científica já em 1868, nos trabalhos do importante biólogo alemão Ernst Haeckel (Haeckel, 1868). Haeckel, um importante defensor da teoria da evolução de Darwin, desenhou uma série de árvores filogenéticas para ilustrar o desenvolvimento dos organismos através da descendência de antepassados comuns e chamou a estas árvores "árvores filogenéticas". Neste contexto, Haeckel utilizou o termo "célula estaminal" para descrever o organismo unicelular progenitor a partir do qual, segundo ele, todos os organismos multicelulares evoluíram (Haeckel, 1868, 1874). [rd]Na terceira edição revista do seu livro Antropogenia (Haeckel, 1877),

Haeckel deu um dos seus saltos caraterísticos da evolução (filogénese) para a embriologia (ontogénese) e sugeriu que o óvulo fertilizado também deveria ser referido como uma célula estaminal. Por outras palavras, Haeckel utilizou o termo célula estaminal em dois sentidos: como o precursor unicelular de todos os organismos multicelulares e como o óvulo fertilizado do qual emergem todas as células do organismo. As primeiras utilizações do termo célula estaminal surgiram no final do século XIX, em ligação com questões fundamentais da embriologia: a continuidade do germoplasma e a origem do sistema hematopoiético. Com a prova da existência de células estaminais hematopoiéticas (Becker et al., 1963; Till e McCulloch, 1961; Till et al., 1964), estas células foram estabelecidas como células estaminais prototípicas: Células capazes de proliferar quase indefinidamente (auto-renovação) e de se desenvolverem em células especializadas (diferenciação); com esta definição atual, é possível identificar células estaminais noutros tecidos, como o sistema nervoso central, o intestino, a pele, etc. O termo célula estaminal já não é utilizado para designar as células germinativas primordiais. No entanto, o termo continua a aplicar-se às células germinativas, como as espermatogónias nos testículos. Curiosamente, descobertas recentes sugerem que as células estaminais embrionárias podem ter semelhanças com as células germinativas primordiais (Matsui e Okamura, 2005; Zwaka e Thomson, 2005). Hoje, tal como no século XIX, as células estaminais estão no centro de algumas das questões mais fascinantes da biologia e da medicina.

O que é uma célula estaminal?

As células estaminais são células não especializadas (indiferenciadas) que pertencem normalmente ao mesmo tipo de família (linhagem). Mantêm a capacidade de se dividir ao longo da vida e dão origem a células que podem tornar-se altamente especializadas e tomar o lugar de células que morrem ou se perdem.

Tem duas propriedades: auto-renovação e potência ilimitada. Auto-renovação significa a capacidade de se submeter a numerosos ciclos de divisão celular, mantendo o estado indiferenciado. A potência ilimitada significa a capacidade de se diferenciar em qualquer tipo de célula madura. Em termos estritos, as células estaminais são totipotentes ou pleuripotentes. A multipotência e a unipotência são também descritas para definir a potência das células estaminais.

Existem duas grandes categorias de células estaminais: as células estaminais embrionárias, que têm origem no blastocisto, e as células estaminais adultas, que se encontram nos tecidos adultos. Nos adultos, as células estaminais actuam como um sistema de reparação do organismo, substituindo as células especializadas danificadas.

A potência indica o potencial diferente das células estaminais. As células estaminais totipotentes são criadas pela fusão de um óvulo e de um espermatozoide. As células que surgem das primeiras divisões do óvulo fertilizado são também totipotentes. Estas células podem diferenciar-se em tipos de células embrionárias e extra-embrionárias. Apenas as células da mórula são totipotentes e podem desenvolver-se em todos os tecidos, incluindo a placenta.

As células estaminais pleuripotentes são descendentes das células totipotentes e podem diferenciar-se em células das três camadas germinativas. As células estaminais pleuripotentes desenvolvem-se como uma massa celular interna num blastocisto (blástula). O blastocisto é uma esfera oca de paredes finas, constituída por uma camada celular externa, uma cavidade cheia de líquido e uma massa celular interna com células estaminais pleuripotentes. O blastocisto desenvolve-se após a clivagem e antes da implantação em cerca de 5 dias.

As células estaminais multipotentes só podem produzir células de uma família de células estreitamente relacionadas, por exemplo, as células estaminais hematopoiéticas diferenciam-se em glóbulos vermelhos, glóbulos brancos, plaquetas, etc.

As células estaminais unipotentes só podem produzir um tipo de célula, mas têm a propriedade de auto-renovação, o que as distingue das células não estaminais.

Tipos de células estaminais

1. CÉLULAS ESTAMINAIS EMBRIONÁRIAS

As células estaminais embrionárias são obtidas a partir de embriões que se encontram numa fase de desenvolvimento anterior ao momento da implantação no útero. Este estádio de desenvolvimento é o estádio de blastocisto - o estádio de 32 células a partir do qual estas células pleuripotentes podem ser isoladas.

A pleuripotência distingue as células ES das células adultas multipotentes, que só podem formar um número limitado de tipos de células diferentes.

A fonte mais importante destas células são os embriões não utilizados provenientes de clínicas de tecnologia de reprodução assistida que apresentam anomalias cromossómicas, uma vez que os embriões saudáveis não podem ser utilizados para estudos sobre células estaminais por razões éticas. Células da fase de blastómero obtidas para diagnóstico genético pré-implantação também podem ser utilizadas. Atualmente, é aconselhável aplicar os princípios das boas práticas de fabrico ao isolar células estaminais embrionárias humanas. Estas células podem ser muito úteis para o tratamento de todo o tipo de doenças, mas existem questões éticas, problemas na obtenção de embriões de boa qualidade e de material de cultura de origem animal, o risco de formação de teratomas e o risco de rejeição. As células estaminais embrionárias humanas podem também ser úteis para o tratamento de doenças do sistema nervoso se estiver disponível um ambiente de cultura modal para a neurogénese e a sinaptogénese utilizando células estaminais pluripotentes induzíveis.

2. CÉLULAS ESTAMINAIS ADULTAS

As células estaminais adultas são células indiferenciadas que se encontram em todo o corpo e se dividem para substituir as células que estão a morrer e regenerar os tecidos danificados. São também conhecidas como células estaminais somáticas e podem ser encontradas tanto em crianças como em adultos.

Tipo de células estaminais adultas: As células estaminais com um amplo potencial de diferenciação parecem existir na medula óssea adulta e possivelmente também noutros tecidos. As células estaminais localizadas fora da medula óssea são geralmente designadas por células estaminais tecidulares. Estas células estaminais encontram-se em locais conhecidos como nichos.
No trato gastrointestinal, por exemplo, estão localizados no istmo das glândulas gástricas e na base das criptas do intestino grosso. Também foram identificados nichos noutros tecidos, por exemplo, na zona de protuberância dos folículos capilares e no limbo da córnea.

Células estaminais da medula óssea: A medula óssea é a principal fonte de células estaminais adultas. Existem dois tipos principais de células estaminais da medula óssea:

1. Células estaminais hematopoiéticas da medula óssea:

As células estaminais hematopoiéticas são células estaminais e células progenitoras precoces que dão origem a todos os tipos de células sanguíneas, tanto mielóides (monócitos e macrófagos, neutrófilos, basófilos, eosinófilos, eritrócitos, megacariócitos/plaquetas e algumas células dendríticas) como linfóides (células T, células B, células NK, algumas células dendríticas). As células estaminais hematopoiéticas produzem todas as células sanguíneas e podem restaurar a medula óssea após uma depleção causada por doença ou radiação.

Estas células podem ser marcadas com anticorpos monoclonais fluorescentes contra antigénios de superfície celular, tais como CD34, CD38, CD43, CD45, CD59, CD90, CD109, CD117, CD133, CD166 e HLA-DL ou uma combinação de dois ou três destes antigénios.

3. Células estaminais estromais da medula óssea:
As células estaminais mesenquimais são células estaminais multipotentes que podem diferenciar-se in vitro ou in vivo numa variedade de tipos de células, incluindo osteoblastos, candrócitos, miócitos e adipócitos,

células neuronais e, como recentemente descrito, células beta pancreáticas. Estas células são classicamente derivadas da medula óssea, e as células estaminais mesenquimais podem também referir-se a células estromais da medula óssea.

Embora os termos células estaminais mesenquimais e células estromais tenham sido utilizados indistintamente, são cada vez mais reconhecidos como entidades distintas: As células estaminais mesenquimais podem incluir células multipotentes derivadas de outros tecidos que não a medula óssea, como as células da população lateral do músculo adulto ou da geleia de Wharton do cordão umbilical; e as células estromais são uma população celular altamente heterogénea que consiste em múltiplos tipos de células com potencial variável de proliferação e diferenciação.

Em contrapartida, as células estaminais mesenquimais representam uma subpopulação mais homogénea de células progenitoras mononucleares que possuem marcadores de superfície específicos das células estaminais.

Em 2006, a Sociedade Internacional de Terapia Celular (ISCT) emitiu uma declaração na qual propôs os critérios mínimos para a definição de MSCs. A declaração afirma que as células devem:
- ser aderente ao plástico
- Expressão dos antigénios de superfície celular CD105, CD73 e CD90
- Sem expressão dos antigénios de superfície celular CD45, CD34, CD14, CD11b, CD79α, CD19 ou HLA-DR
- Diferenciação em osteoblastos, adipócitos e condroblastos in vitro

Estes critérios foram desenvolvidos com o objetivo de normalizar o processo de Isolamento do MSC, mas pode não se aplicar uniformemente a outras espécies.

CÉLULAS ESTAMINAIS DA GLÂNDULA MAMÁRIA

As células estaminais mamárias (MaSC) são a fonte de células para o crescimento da glândula mamária durante a puberdade e a gravidez e desempenham um papel importante na carcinogénese da mama. Uma única célula deste tipo pode dar origem aos tipos de células luminal e mioepitelial da glândula e foi demonstrado que regenera todo o órgão em ratos.
Nos últimos anos, foram feitos enormes progressos na descrição da

hierarquia epitelial da mama, na qual as células estaminais/progenitoras da mama conduzem o desenvolvimento da glândula mamária e desencadeiam o desenvolvimento de tumores na mama em caso de transformação maligna. No entanto, há ainda muitos desafios, nomeadamente a nível das técnicas experimentais, a ultrapassar no domínio das MaSC. Em primeiro lugar, a falta de marcadores claros da superfície celular impede a purificação e o enriquecimento precisos das CMA e das suas células progenitoras. Em segundo lugar, a propriedade de células estaminais das CTM é difícil de manter durante a cultura de células in vitro devido à sua propensão para se diferenciarem, mesmo quando são utilizados ensaios de mammosfera. Em terceiro lugar, o rastreio de linhagens em ratinhos só pode ser efectuado na presença de promotores específicos de linhagens celulares estabelecidas para as células de interesse, uma vez que as diferenças entre órgãos e células humanos e de roedores não podem ser ignoradas. Em quarto lugar, a transformação oncogénica de MaSCs por transdução lentiviral ainda não foi conseguida e requer mais melhorias técnicas. Outro problema complexo é a heterogeneidade das CTM, que se deve, pelo menos em parte, à desdiferenciação de células progenitoras ou de células mais diferenciadas. Além disso, há cada vez mais provas de que o microambiente da mama e o nicho das MaSC podem ter um impacto no desenvolvimento da glândula mamária e na carcinogénese da mama. Por último, a hierarquia celular no tecido do cancro da mama (BrCa) tem sido, até à data, bastante obscura: Será que as células estaminais do cancro da mama (BCSC) predominam e dão origem a outras células do cancro da mama?

De onde provêm os BCSC? Todas estas questões permanecem sem resposta e requerem uma clarificação mais precisa.

Uma vez que todos os esforços destes resultados translacionais visam a aplicação clínica, é evidente que a identificação da célula de origem tem implicações clínicas, incluindo novas abordagens preventivas e/ou terapêuticas para o aparecimento/recidiva/progressão do BrCa. Os novos biomarcadores expressos pela célula de origem poderão permitir a deteção precoce do BrCa e uma prevenção mais eficaz, como a quimioprevenção em portadores de mutações BRCA1/2 com elevada suscetibilidade ao BrCa. A expressão alterada de moléculas reguladoras críticas, quer proteínas quer ncRNAs, associadas à formação de células estaminais ou à tumorigenicidade, pode também ser clinicamente útil no diagnóstico precoce e na avaliação do prognóstico do BrCa. Por último, mas não menos importante, a identificação dos genes da célula de origem ajudará a descobrir vias de sinalização importantes e mutações desencadeantes que poderão servir de base a novas terapias direcionadas para o tratamento do BrCa em fase inicial.

Células estaminais cancerígenas

As células estaminais cancerosas desempenham um papel importante na progressão do cancro e representam o principal obstáculo ao tratamento devido à sua resistência. As células estaminais mesenquimais em torno do tecido tumoral podem ser identificadas como células estaminais cancerígenas ou como células estaminais normais. Estas duas células estaminais diferentes podem comportar-se como inibidoras ou indutoras através das suas secreções no microambiente inflamatório. As células estaminais mesenquimais normais podem inibir a proliferação de células tumorais através da ativação de células imunitárias, enquanto as células estaminais cancerígenas podem induzir a proliferação e a migração com a ajuda de mediadores inflamatórios. Presume-se que a transição de células estaminais epiteliais para células estaminais mesenquimatosas do cancro ocorre através da diferenciação embrionária.

CAPÍTULO 7

O NOSSO TRABALHO DE INVESTIGAÇÃO

TITLE : "TERAPIA AUTÓLOGA DE MEDULA ÓSSEA NA ÁREA CIRÚRGICA APÓS MASTECTOMIA RADICAL MODIFICADA PARA EVITAR COMPLICAÇÕES DO RETALHO"

A mastectomia radical modificada é um procedimento cirúrgico padrão para o tratamento do cancro da mama. Os pacientes apresentam as seguintes complicações após uma mastectomia radical modificada:

1. Necrose marginal e necrose do retalho
   A necrose marginal é a necrose na área marginal dos retalhos superior e inferior que são suturados ou agrafados entre si após a mastectomia radical modificada. A necrose do retalho é a necrose de parte ou da totalidade do retalho que foi levantado durante a mastectomia radical modificada. As suturas demasiado apertadas, o uso de demasiado cautério, o uso de pinças Allis, retalhos finos, compromisso vascular são a causa da necrose marginal e do retalho. A terapia com medula óssea autóloga pode promover a neovascularização e, assim, evitar a necrose marginal e do retalho.

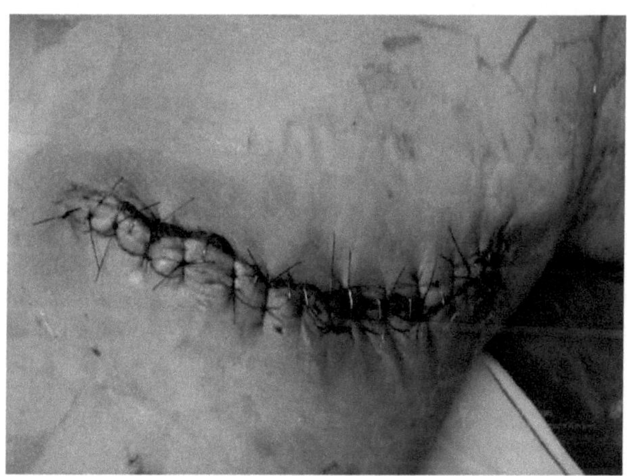

FIG. 1: MOSTRA UMA NECROSE MARGINAL

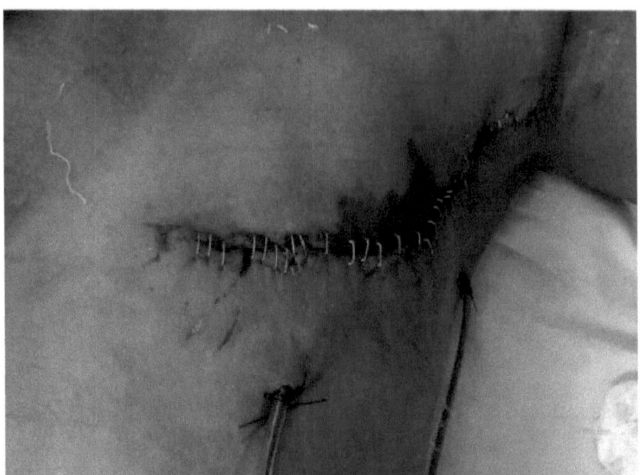

FIG.:2 MOSTRA A NECROSE DO RETALHO

2. Infeção da ferida e seroma

Um seroma é uma acumulação de líquido seroso que se forma após a formação de retalhos cutâneos durante a mastectomia ou no espaço morto axilar no período pós-operatório imediato ou agudo. Não existe uma definição consensual de seroma na literatura, embora tenha sido mais frequentemente documentado quando é sintomático, incómodo para a doente, palpável, flutuante ou eletivo, ou tenso e requer pelo menos uma aspiração com agulha. Em contraste, num estudo de Burak et al, um seroma só era documentado se fossem necessárias várias aspirações ou se fosse necessário inserir um novo tubo de drenagem em casos persistentes. De igual modo, outros estudos utilizaram o termo seroma quando um volume de líquido comprovado superior a 5 a 20 ml foi obtido por punção e aspiração. Por outro lado, alguns estudos utilizaram a ultrassonografia para verificar o seroma.
Os seromas devem-se provavelmente a lesões do sistema linfático, a grandes espaços mortos, à cicatrização de feridas por união secundária, à fase inflamatória, etc. Uma melhor cicatrização da ferida, uma resposta inflamatória reduzida e uma cicatrização precoce do sistema linfático, bem como bons princípios cirúrgicos, como evitar detritos ou corpos estranhos, etc., e também uma maior ação de bombeamento dos músculos através de exercícios para o ombro podem evitar a formação de seromas e contribuir para uma recuperação precoce.
A terapia com medula óssea autóloga (células) contribui para a cicatrização precoce dos vasos linfáticos, reduz a inflamação e ajuda na cicatrização precoce de feridas e na obliteração de espaços mortos. Todas estas medidas combinadas podem contribuir para a prevenção de seromas.

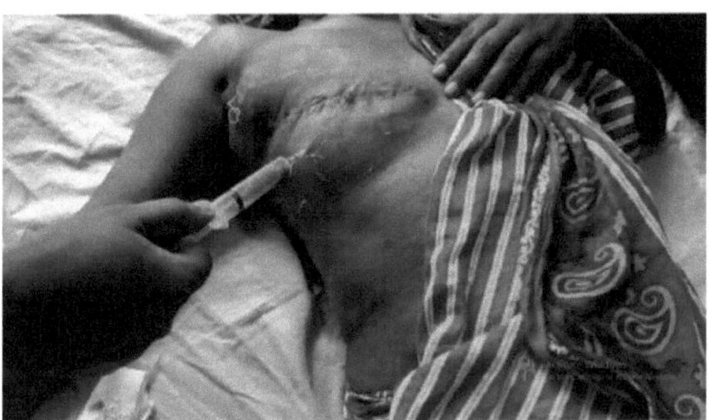

FIG. 3: FORMAÇÃO DE SEROMA

As infecções das feridas devem-se normalmente à falta de esterilidade e podem ser evitadas através de uma higiene local adequada da pele, da lavagem das mãos, da profilaxia antibiótica pré-operatória, da esterilização dos instrumentos, da prevenção de aglomerações excessivas no bloco operatório, de uma cobertura e de pensos adequados e de uma ligadura apropriada. No entanto, apesar de todas estas medidas, é difícil prevenir as infecções das feridas, uma vez que estas conduzem a infecções secundárias no pós-operatório. No nosso estudo, concentramo-nos na prevenção de infecções de feridas que ocorrem após necrose marginal ou de retalho e que se tornam secundariamente infectadas devido ao material necrótico.

A terapia com medula óssea autóloga (células) ajuda na cicatrização precoce da ferida e pode também prevenir a necrose marginal e do retalho, reduzindo assim o risco de infeção secundária da ferida.

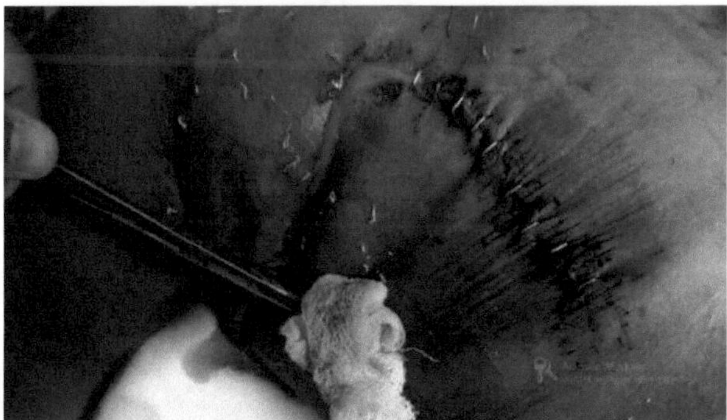

FIG. 4: ILUSTRAÇÃO DE UMA INFECÇÃO DE FERIDA NUM CASO DE CANCRO DA

MAMA.

3. Rigidez do ombro e alasamento da omoplata
   No pós-operatório, o doente restringe os movimentos do ombro devido à dor e à inflamação, o que leva ao endurecimento do ombro, conhecido como ombro congelado. Por conseguinte, os exercícios para o ombro devem ser iniciados 24 horas após a operação. Em primeiro lugar, devem ser iniciados exercícios posturais, depois actividades funcionais diárias, como escovar os dentes e pentear o cabelo, e 24 horas após a remoção do dreno, devem ser iniciados exercícios de mobilidade e, por fim, exercícios de fortalecimento.

   A terapia autóloga com medula óssea (células) pode ajudar a reduzir a inflamação e a dor pós-operatória, permitindo assim o movimento precoce do ombro e evitando a rigidez do ombro.
   A oscilação da omoplata deve-se a uma lesão do nervo torácico longo.

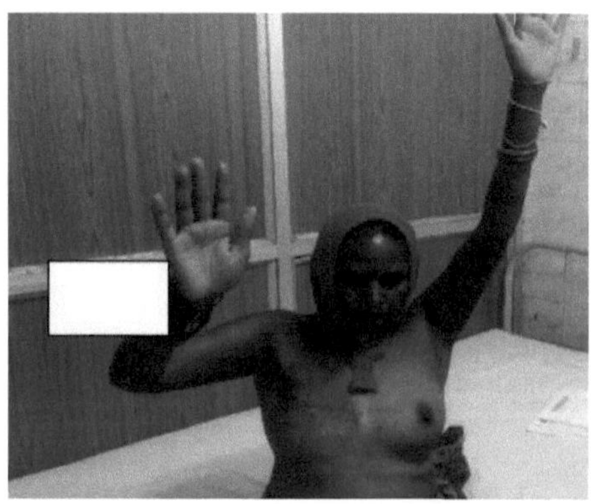

FIG. 5: IMAGEM DE RESTRIÇÃO DE MOVIMENTOS DO OMBRO DIREITO OMBRO PÓS-OPERATÓRIO APÓS 1 MÊS.

4. Cicatrizes hipertróficas, quelóides e recidivas localizadas
   Algumas das complicações tardias da mastectomia radical modificada incluem cicatrizes hipertróficas, quelóides e recidiva local do tumor. Na cicatrização de feridas cutâneas em adultos, as células inflamatórias são recrutadas para a ferida e produzem mediadores pró-inflamatórios, como a

proteína quimiotáctica de monócitos-1 (MCP-1), a proteína inflamatória de macrófagos-1 beta (MIP-1β), a interleucina-1 beta (IL-1β) e a interleucina-6 (IL-6). Estes mediadores podem não só desencadear inflamação adicional, como também contribuir para a deposição excessiva de matriz extracelular (ECM) e fibrose. Além disso, as células inflamatórias podem produzir factores de crescimento, tais como o fator de crescimento transformador beta 1 (TGF-β1) e o fator de crescimento derivado das plaquetas, que estimulam a proliferação de fibroblastos, a diferenciação de miofibroblastos e a deposição excessiva de MEC, levando à formação de cicatrizes.A terapia autóloga com medula óssea (células) oferece benefícios significativos na cicatrização de feridas cutâneas, uma vez que pode (1) acelerar o fecho da ferida e a reepitelização, (2) melhorar a qualidade e a resistência do tecido regenerado, (3) resolver patologias de cicatrização de feridas que, de outra forma, poderiam levar a uma ferida crónica que não cicatriza e (4) minimizar o aspeto visual do tecido cicatricial. Não observámos qualquer recorrência local e são necessários mais estudos para demonstrar o efeito inibidor do tumor das células estaminais mesenquimais. No entanto, após uma mastectomia radical modificada, as células tumorais são removidas e, por conseguinte, a infiltração de medula óssea autóloga (células) neste novo ambiente pode aumentar o efeito inibidor do tumor das células estaminais mesenquimatosas através do reforço do sistema imunitário e prevenir a recorrência local, mas tal ainda não foi comprovado.

num ensaio clínico em grande escala.

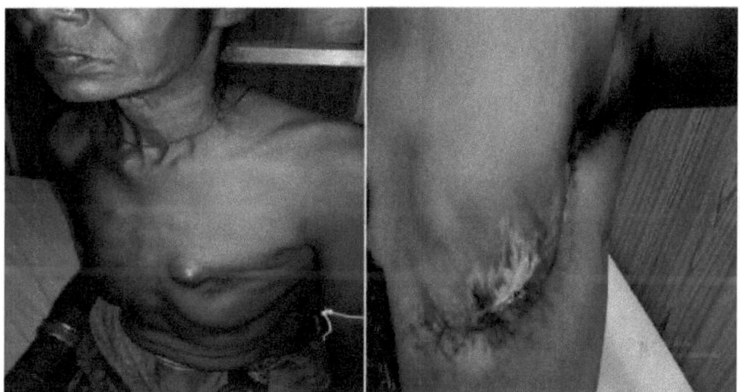

FIG. 6,7: MOSTRA UMA RECIDIVA LOCAL DO TUMOR E UMA CICATRIZ HIPERTRÓFICA.

RESPECTIVAMENTE

OBJECTIVO PRINCIPAL

- "INVESTIGAR O EFEITO DA TERAPIA AUTÓLOGA DA MEDULA ÓSSEA (TERAPIA CELULAR) NO LEITO MAMÁRIO, NO LEITO

AXILAR E NO RETALHO MAMÁRIO PARA PREVENIR COMPLICAÇÕES DO RETALHO".

OBJECTIVO SECUNDÁRIO

- "INVESTIGAÇÃO DO EFEITO DA TERAPIA AUTÓLOGA COM MEDULA ÓSSEA (TERAPIA CELULAR) NO LEITO MAMÁRIO, LEITO AXILAR E RETALHO MAMÁRIO APÓS MASTECTOMIA RADICAL MODIFICADA PARA PREVENIR CICATRIZES HIPERTRÓFICAS, FORMAÇÃO DE QUELÓIDE E RECIDIVA DO CANCRO".

PROCESSO DE AMOSTRAGEM

Todos os doentes admitidos no Departamento de Cirurgia Geral do VIMSAR, Burla, durante o período do estudo (novembro de 2013 a novembro de 2016) que preenchiam os critérios de inclusão e exclusão.

TAMANHO DA AMOSTRA

- Tamanho da amostra = 40

CRITÉRIOS DE INCLUSÃO

- 1. Pacientes com cancro da mama, cancro da mama precocemente invasivo e localmente avançado, ou seja, nos estádios i, ii e iii.
- 2. consentimento informado de todos os pacientes. (Tanto no grupo de estudo como no grupo de controlo)
- 3. autorização do comité de ética da instituição.
- 4. Operação efectuada por um único cirurgião numa única unidade.

CRITÉRIOS DE EXCLUSÃO

- 1) Cancro da mama metastático e cancro da mama localizado.
- 2) Pacientes com diabetes mellitus, hipertensão arterial e condições imunocomprometidas, como desnutrição, HIV, HCV, HBsAg positivo.
- 3) Os doentes não dão o seu consentimento informado.

MÉTODOS

- Antes do estudo, foi obtida a aprovação do comité de ética da instituição e o consentimento dos doentes.
- Quarenta pacientes com cancro da mama T1-3 N0-1 M0 foram submetidas a cirurgia radical no VSS Institute of Medical Sciences and Research, Burla, Odisha, Índia.
  2013-16 , dos quais 20 doentes permaneceram no grupo de estudo e os restantes 20 no grupo de controlo.
- Todas as doentes foram submetidas a uma mastectomia também fechada.
- No grupo de estudo, as células mononucleares da medula óssea foram infiltradas na parte inferior dos lóbulos mamários e no leito mamário, bem

como nas paredes axilares da mesa, o que não se verificou no grupo de controlo.

- Foram utilizados rotineiramente fatos de pressão e drenos de sucção tanto no grupo de estudo como no grupo de controlo.

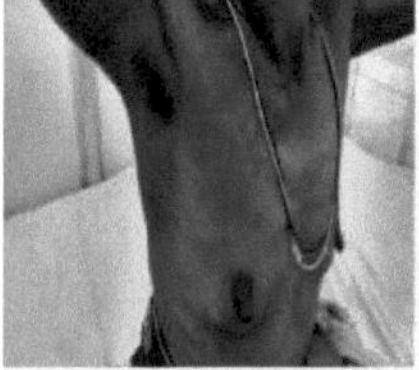
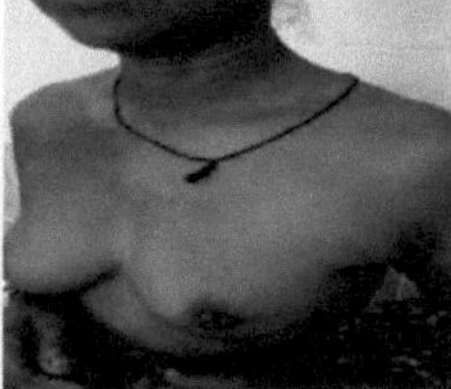

FIG. 8, 9: IMAGEM PRÉ-OPERATÓRIA DE PACIENTES COM CANCRO DA MAMA

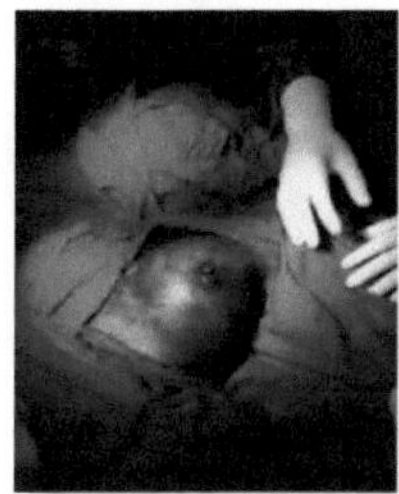
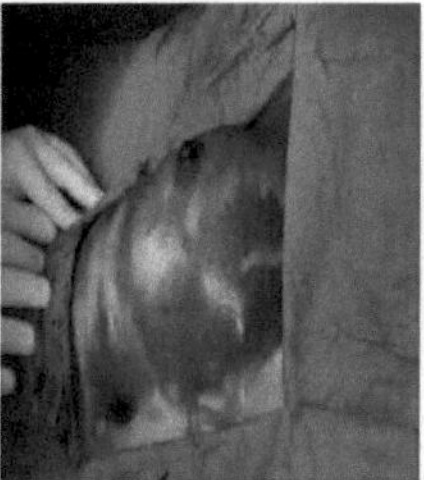

FIG. 10,11: IMAGENS INTRA-OPERATÓRIAS DE DOENTES COM CANCRO DA MAMA.

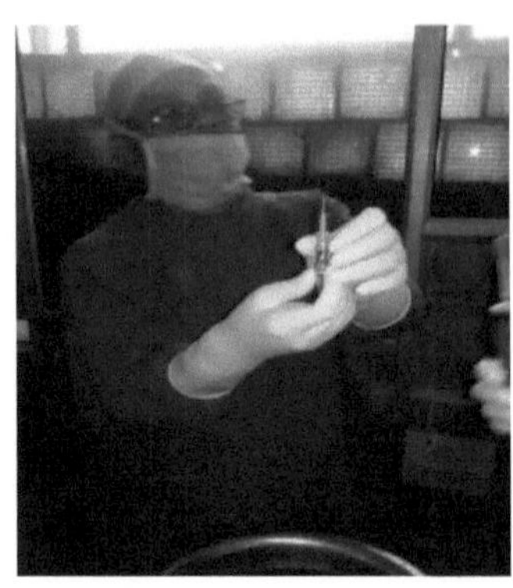

FIG. 12: MOSTRA A AGULHA PARA ASPIRAÇÃO DA MEDULA ÓSSEA.

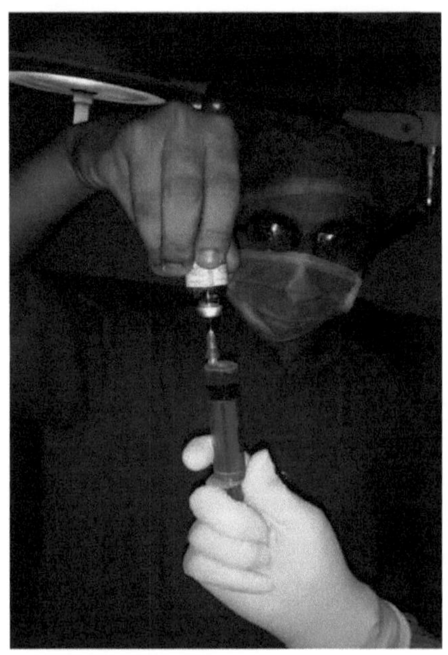

FIG. 13: ILUSTRAÇÃO DO ENCHIMENTO DA SERINGA COM HEPARINA

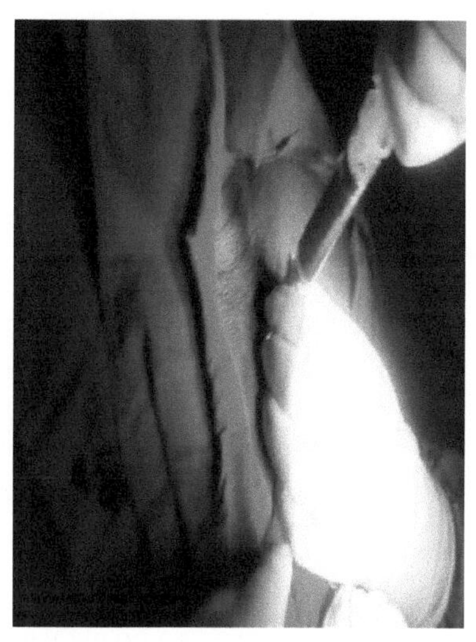

FIG. 14: ASPIRAÇÃO DA MEDULA ÓSSEA DO MANÚBRIO ESTERNAL

FIG. 15: PREPARAÇÃO DE MANHÃ

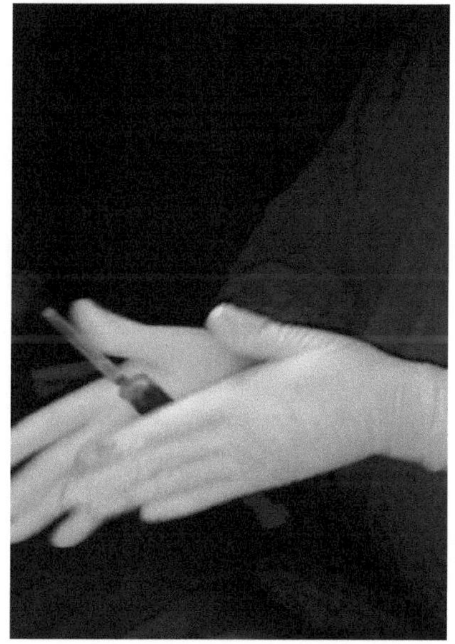

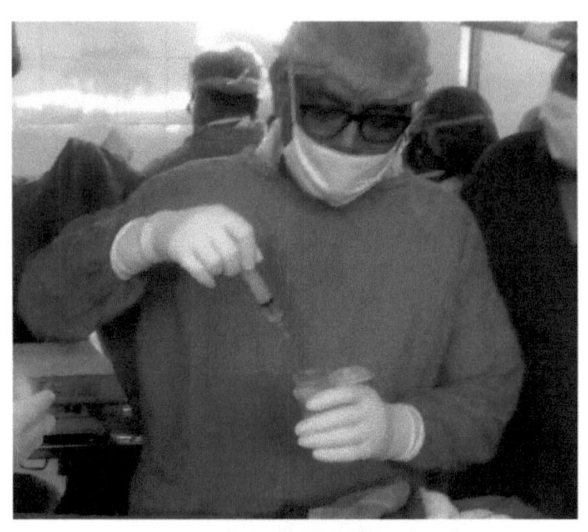

FIG. 16: ILUSTRAÇÃO DO ENCHIMENTO DO RECIPIENTE COM HEPARINA

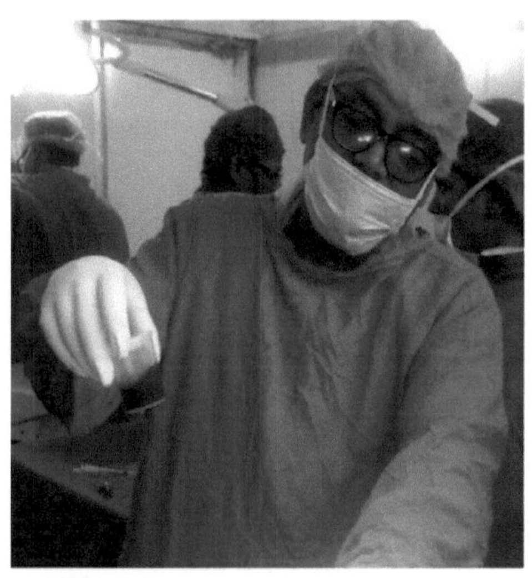

FIG. 17: APRESENTAÇÃO DO ASPIRADO DE MEDULA ÓSSEA NUM RECIPIENTE ESTÉRIL CHEIO DE HEPARINA.

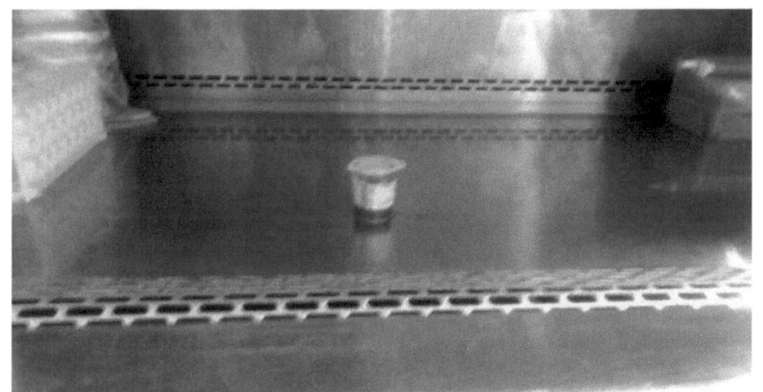

FIG. 18: MOSTRA A AMOSTRA NA CABINA DE SEGURANÇA BIOLÓGICA.

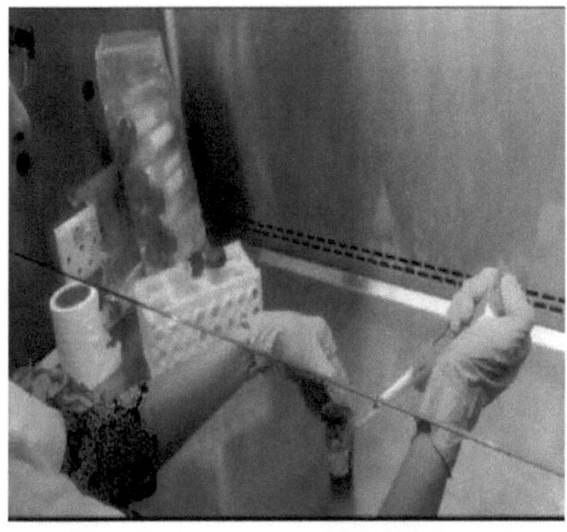

FIG. 19: ILUSTRAÇÃO DO PROCEDIMENTO DE ADIÇÃO DE 1,4 ML DE PBS A 10 ML DE OSSO

ASPIRADO DE MEDULA ÓSSEA.

5,7 ML DE MEIO FICOL FORAM ADICIONADOS A UM TUBO CÓNICO

A MISTURA BM+PBS FOI COLOCADA NUM TUBO CÓNICO COM FICOL PARA FORMAR DUAS CAMADAS SEPARADAS

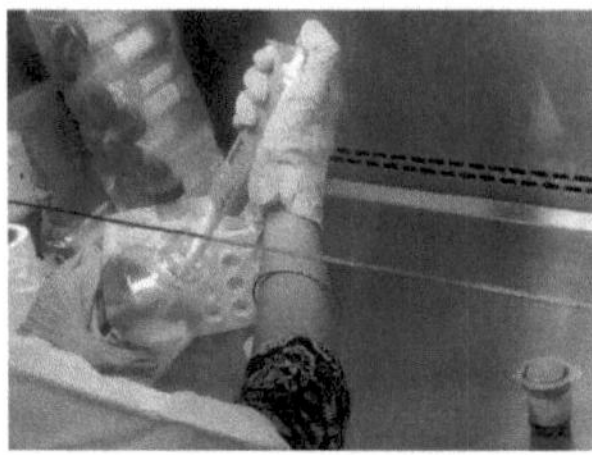

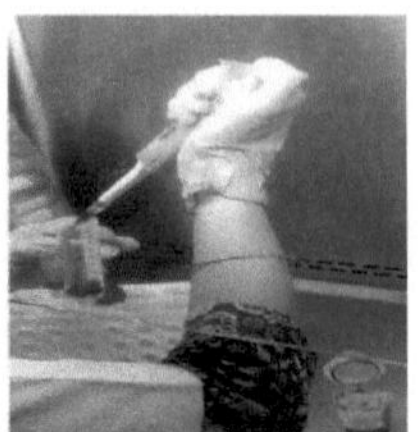

FIG. 20, 21: MOSTRA O PROCEDIMENTO DE ADIÇÃO DE MEIO FICOL À MISTURA BM+PBS.

A centrifugação foi efectuada a 445 G durante 35 minutos sem travão

CENTRIFUGAÇÃO MÁQUINA

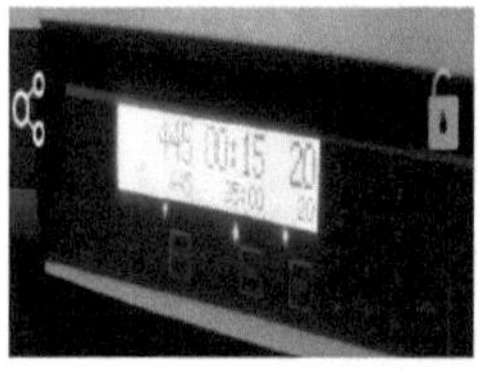

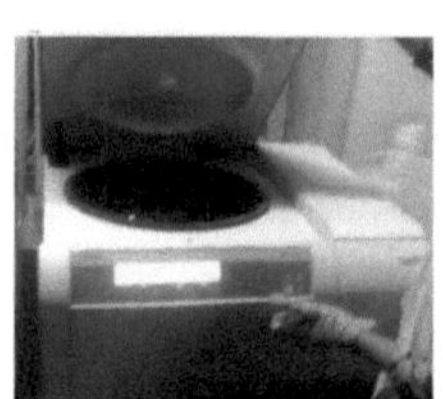

FIG. 22, 23: ILUSTRAÇÃO DO PROCESSO DE CENTRIFUGAÇÃO

APÓS CENTRIFUGAÇÃO, OBTIVEMOS 3
AS CAMADAS INTERMÉDIAS SÃO DE PÊLO LUSTROSO

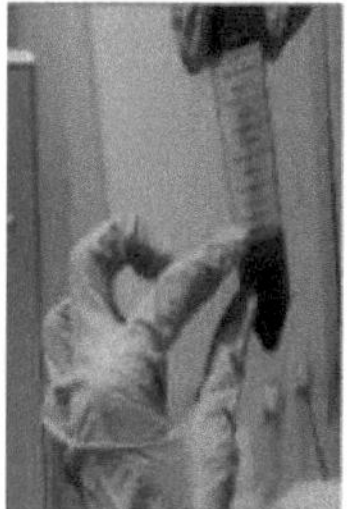

- A parte inferior contém eritrócitos e granulócitos.
- A camada intermédia é uma camada leitosa, que é rica em células mononucleares.

FIG. 24: A ILUSTRAÇÃO MOSTRA A MISTURA APÓS CENTRIFUGAÇÃO COM 3 CAMADAS SEPARADAS.

O PÊLO LUSTROSO FOI REMOVIDO

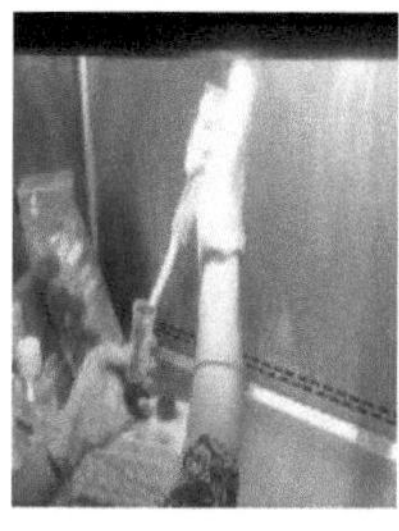

MISTURADO COM 40 ml de PBS
Noutro tubo cónico

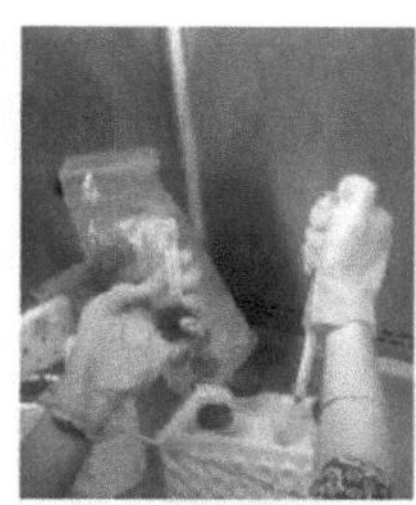

FIG. 25,26: A ILUSTRAÇÃO MOSTRA O PROCEDIMENTO PARA REMOVER A CAMADA DE TINTA DA

MISTURA E MISTURÁ-LA COM 40 ML DE PBS NOUTRO TUBO CÓNICO.

CENTRIFUGAÇÃO DUAS VEZES A 300 G DURANTE 10 MINUTOS PARA OBTER O SEDIMENTO CELULAR

FIG. 27 , 28: A FIGURA MOSTRA O SEDIMENTO CELULAR APÓS A CENTRIFUGAÇÃO

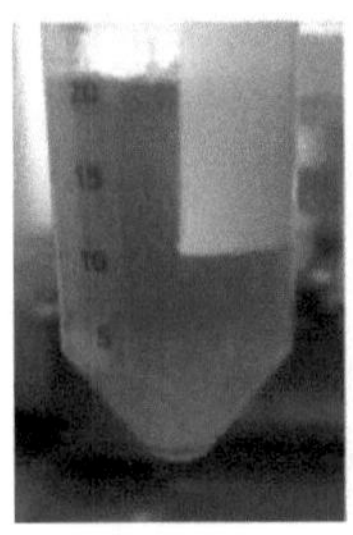

ZELLPELLET

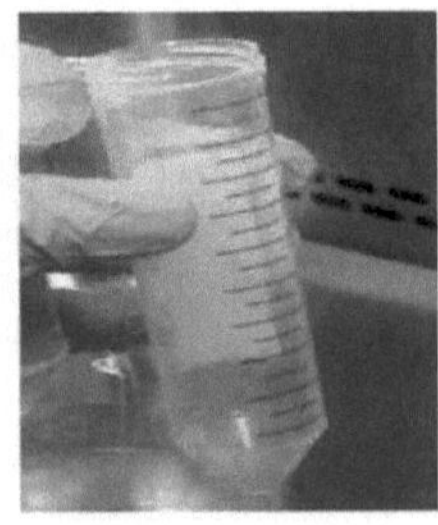

A SOLUÇÃO SOBRENADANTE FOI REJEITADA, DEIXANDO O PELLET DE CÉLULAS INTACTO.

O sedimento celular foi então diluído para 2 ml com PBS e foi retirada uma gota para a preparação da lâmina.
NO MICROSCÓPIO DE CONTRASTE DE FASE
ERAM VISÍVEIS CÉLULAS MONONUCLEARES.
FIG 29

FIG. 29B: MOSTRA CÉLULAS MONONUCLEARES APÓS COLORAÇÃO

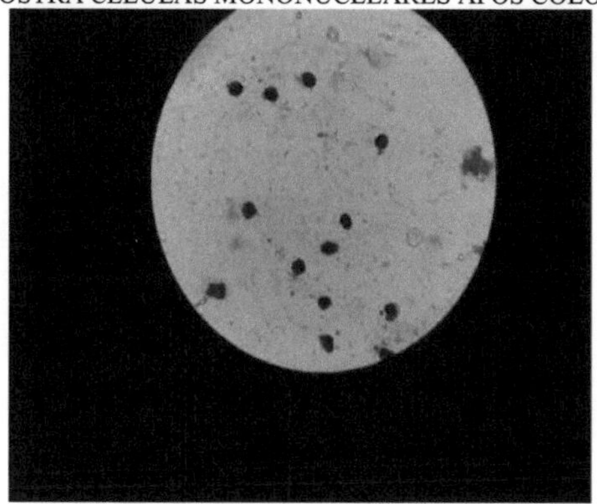

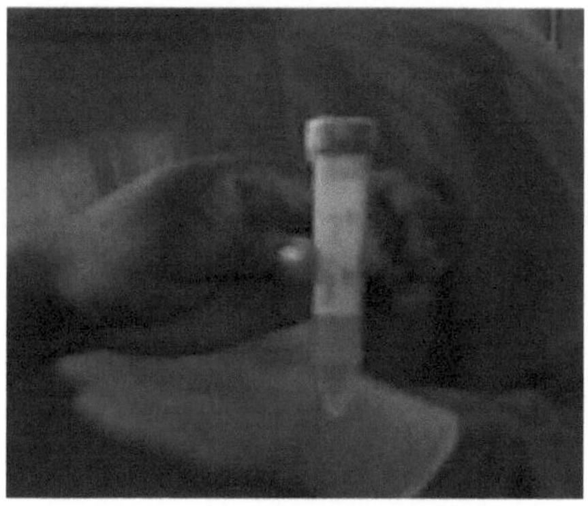

FIG. 30: SOLUÇÃO FINAL COM FARINHA DE OSSOS MONONUCLEARES CÉLULAS QUE FORAM DILUÍDAS COM SOLUÇÃO SALINA DE TAMPÃO FOSFATO PARA UTILIZAÇÃO.

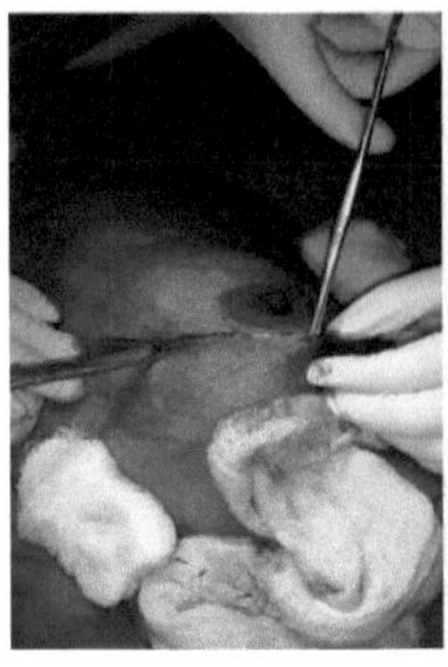

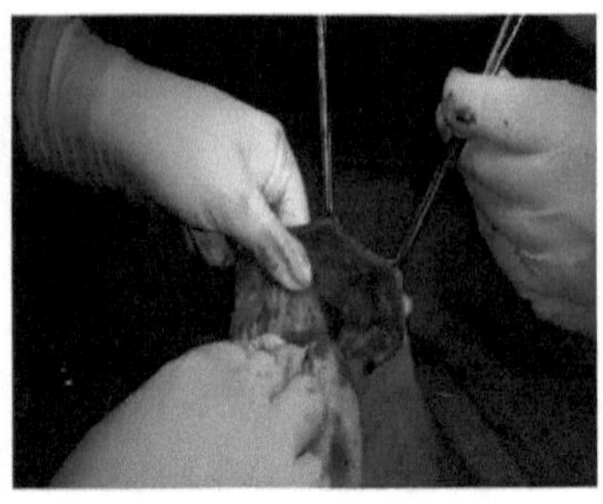

FIG. 31, 32: IMAGEM DE RETALHOS CUTÂNEOS DE ELEVAÇÃO

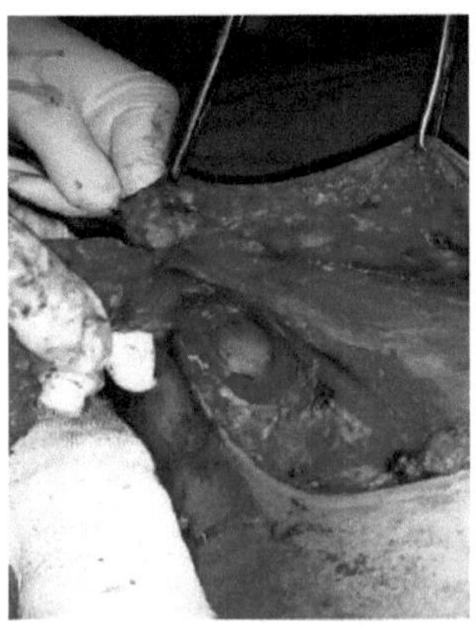

FIG. 33: VISUALIZAÇÃO DA DISSECÇÃO AXILAR

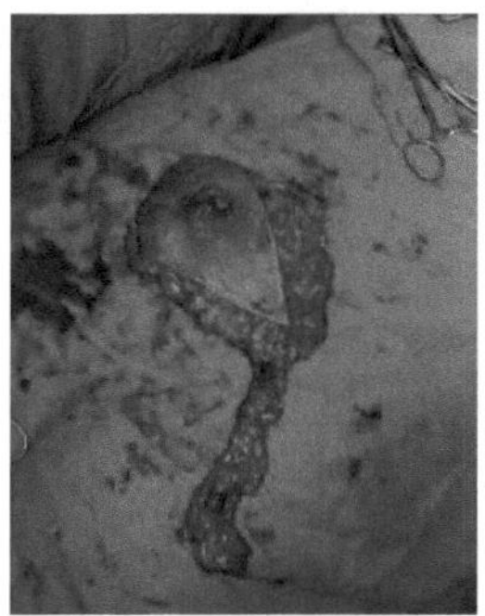

A FIG. 34 MOSTRA UMA IMAGEM DE UMA AMOSTRA DE MAMA REMOVIDA

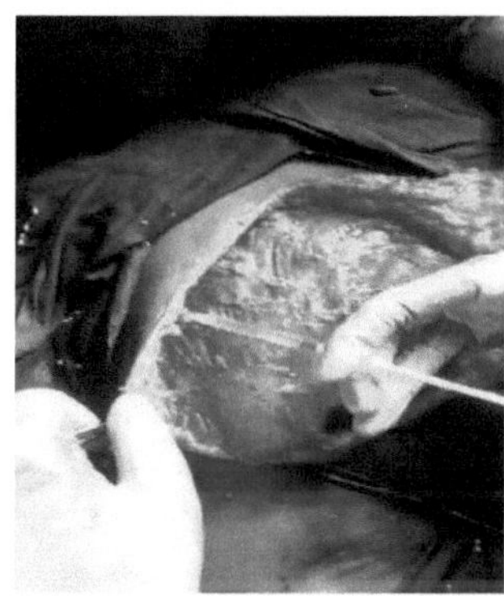
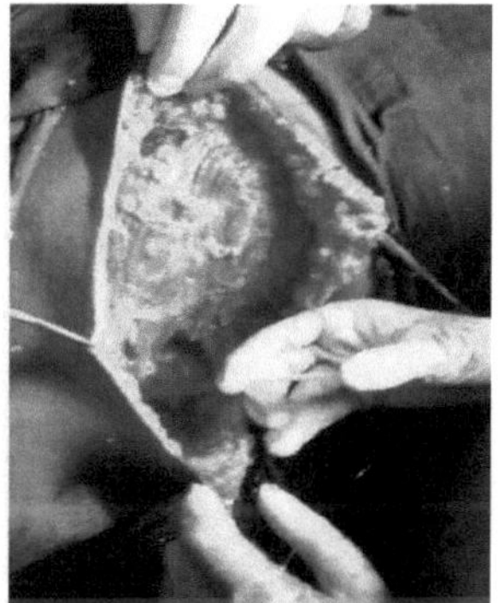

FIG. 35: INFILTRAÇÃO DE CÉLULAS MONONUCLEARES DA MEDULA ÓSSEA EM LEITO MAMÁRIO, RETALHO MAMÁRIO E LEITO AXILAR.

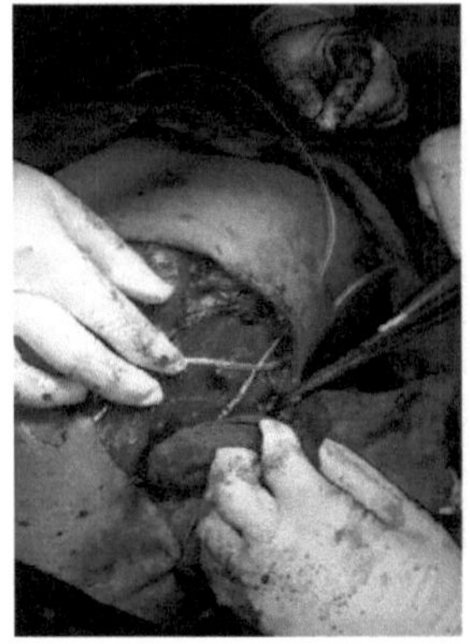
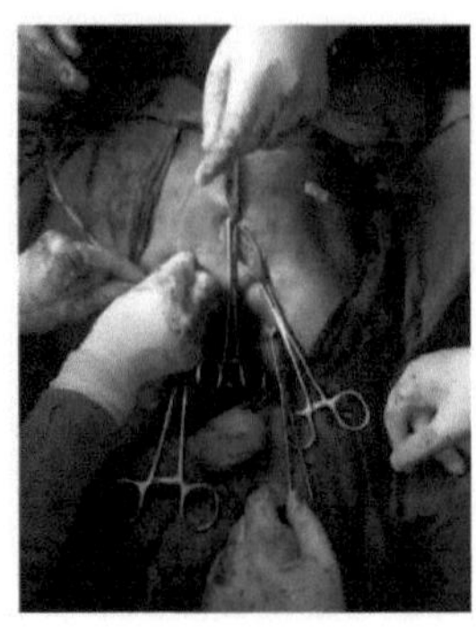

FIG. 36: MOSTRA A COLOCAÇÃO DA DRENAGEM E O FECHO DO RETALHO.

Grupo de estudo **<u>Grupo de controlo</u>**

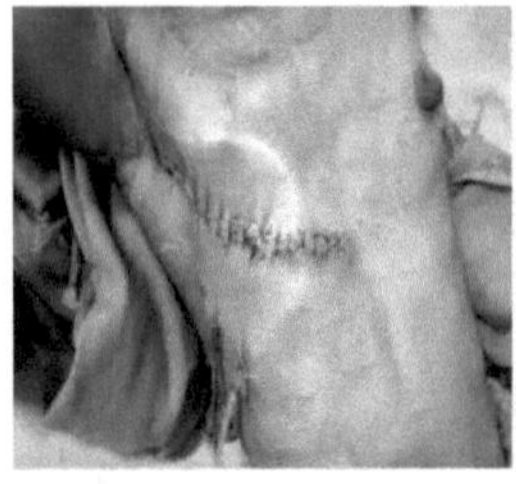
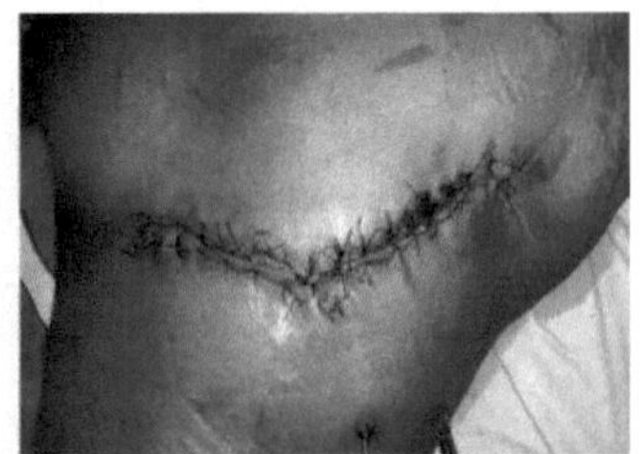

FIG. 37: MOSTRA A IMAGEM PÓS-OPERATÓRIA DO PACIENTE.

CAPÍTULO 8 **RESULTADO**

TABELA 1: Dor pós-operatória, acumulação de seroma e complicações do retalho no respetivo dia pós-operatório no grupo de controlo.

Post op days	Post op pain	Seroma collection	Flap complications
1	Severe	130ml	absent
3	Mild	100ml	Marginal2, flap 1
5	Mild	70ml	Marginal2+2 flap 1+1
7	Mild	50ml	Marginal2+2 flap 1+1
10	mild	30ml	Marginal2+2 flap 1+1

TABELA 2: : Dor pós-operatória, acumulação de seroma e complicações do retalho no respetivo dia pós-operatório do grupo de estudo

Post op days	Post op pain	Seroma collection	Flap complic-ations
1	Mild	100ml	absent
3	Mild	50ml	absent
5	Nil	30ml	Marginal2 Flap-nil
7	Nil	10ml	Marginal2 Flap-nil
10	Nil	10ml	Marginal2 Flap-nil

TABELA 3: Comparação entre o grupo de estudo e o grupo de controlo em termos de bem-estar geral, acumulação de seroma após a remoção do dreno, rigidez do ombro e recidiva local.

	Study group	Control group
General well being	Good	Moderate
Seroma collection	0/20	9/20
Shoulder stiffness	2/20	8/20
Local recurrence	0/20	1/20

No pós-operatório, os pacientes do grupo de estudo tiveram menos dor em comparação com o grupo de controlo. Dos 20 doentes do grupo de controlo, foi observada necrose marginal em 4 (20%) doentes, enquanto que no grupo de estudo esta ocorreu em 2 (10%) doentes (p-value= 0,4459). A necrose do retalho foi observada em 2 (10%) pacientes do grupo controle, enquanto que no grupo de estudo não ocorreu tal complicação (p=0,1670). No grupo de controlo, a acumulação de seroma que exigiu aspiração foi observada em 9 (45%) doentes após a remoção do dreno, enquanto no grupo de estudo não ocorreu acumulação de seroma em nenhum dos doentes após a remoção do dreno (p-value = 0,0058). No grupo de controlo, o ombro congelado foi observado em 8 doentes (40%), enquanto no grupo de estudo foi observado em apenas 2 (10%) doentes (p-value = 0,0873). A recidiva local do tumor e uma cicatriz hipertrófica só foram observadas em 1 doente do grupo de controlo. No grupo de estudo não se observou qualquer recidiva local de tumores, cicatrizes hipertróficas ou quelóides.

CAPÍTULO 9 **DEBATE**

As MSC foram originalmente isoladas da medula óssea, mas encontram-se atualmente em quase todos os tipos de tecido conjuntivo [16]. As MSCs são caracterizadas como uma população celular heterogénea que pode proliferar *in vitro* como células aderentes ao plástico e desenvolver-se em fibroblastos formadores de colónias. As MSC diferem das células hematopoiéticas pelo facto de serem negativas para os marcadores de superfície celular CD11b e CD14,

CD34, CD45 e antigénio leucocitário humano (HLA)-DR, mas com CD73, CD90 e CD105. É importante referir que a capacidade de diferenciação em múltiplas linhagens mesenquimatosas, incluindo osso, tecido adiposo e cartilagem, é utilizada como critério funcional para definir as MSC [18]. As MSC são claramente capazes de responder e modular a sua função quando expostas às células e aos factores bioquímicos caraterísticos de um ambiente de lesão. As MSCs humanas migram preferencialmente para áreas de inflamação e expressam vários receptores de quimiocinas que são necessários para coordenar a sua capacidade de homing [20]. Além disso, as MSC demonstraram quimiotaxia *in vitro* em relação a uma série de citocinas de cicatrização de feridas, incluindo o fator de crescimento derivado das plaquetas, o fator de crescimento semelhante à insulina 1, a IL-8 e o TNFα. Estes dados sugerem que é provável que as MSCS derivadas da medula óssea ou as células endógenas que se assemelham às MSCS, como os pericitos, se infiltrem no tecido lesionado e participem na resposta. Na mastectomia radical modificada, lesamos iatrogenicamente o sistema linfático, os vasos sanguíneos e outros tecidos. A lesão do sistema linfático leva à formação de seromas e linfedema.

Estudos demonstraram que as células estaminais mesenquimais (MSCs) derivadas da medula óssea ou do tecido adiposo podem expressar marcadores de LEC (prox-1, VEGF-C, VEGF-A) e que a estimulação destas células em meios de cultura com VEGF-C recombinante, mesmo durante curtos períodos *in vitro*, aumenta significativamente a sua capacidade de promover a linfangiogénese *in vivo*. Assim, as células estaminais mesenquimais adultas poderiam desempenhar um papel importante na redução da formação de seromas e também do linfedema após mastectomia radical modificada, através da cicatrização dos vasos linfáticos lesados numa fase precoce. No nosso estudo, observámos uma menor acumulação de seroma no grupo de estudo do que no grupo de controlo e, após a remoção do dreno, 9 das 20 doentes do grupo de controlo apresentaram uma acumulação de seroma que teve de ser aspirada com uma agulha, ao passo que nenhuma das doentes do grupo de estudo se queixou de acumulação de seroma após a remoção do dreno. Este resultado apoia a literatura acima referida, apontando para o papel da terapia com medula óssea autóloga na cicatrização precoce do sistema linfático lesionado, resultando numa menor acumulação de seroma.
As MSC produzem FGF básico e VEGF-A, que fornecem fortes estímulos mitogénicos para promover a proliferação, migração e diferenciação de células endoteliais microvasculares. As MSC também expressam factores parácrinos para

promover a estabilidade e a proteção vascular, incluindo a adrenomedulina. Partiu-se da hipótese de que estas funções são exclusivas das MSC, devido à sua possível origem perivascular, e que estas são capazes de utilizar estas funções para restaurar o seu nicho perivascular, uma vez concluído o processo de formação de novos vasos. A promoção da formação de vasos por MSCs derivadas da medula óssea foi demonstrada *in vitro* e facilita o desenvolvimento de uma estrutura vascular funcional duradoura como células progenitoras perivasculares. Assim, a terapia com medula óssea autóloga pode promover a neovascularização e, deste modo, prevenir a necrose marginal e a necrose do retalho. Embora a técnica cirúrgica adequada, como a sutura sem tensão, um retalho não muito fino e pouca lesão térmica por electrocauterização, desempenhe um papel importante na prevenção da necrose marginal e do retalho, a necrose marginal e do retalho são muito comuns em doentes após mastectomia radical modificada, apesar de todas estas técnicas. No nosso estudo, a necrose marginal foi observada em 4 de 20 doentes no grupo de controlo e em 2 de 20 doentes no grupo de estudo, enquanto a necrose do retalho foi observada em 2 de 20 doentes no grupo de controlo e em nenhuma das doentes no grupo de estudo. Embora estes resultados não sejam estatisticamente significativos, observámos menos necrose marginal e nenhuma necrose do retalho no grupo de estudo em comparação com o grupo de controlo. Em relação à dor pós-operatória, os doentes apresentaram muito menos dor do que o grupo de controlo, o que poderá dever-se à atividade anti-inflamatória das células estaminais mesenquimais. As MSCs têm efeitos anti-inflamatórios porque inibem a maturação das células dendríticas [DC] e a proliferação e diferenciação das células B e T, atenuam a morte das células natural killer [NK] e também apoiam as células T reguladoras supressoras [Tregs]. As MSC também reduzem a quantidade de IL-10 e TNF-α segregada pelas células DC e aumentam a quantidade de IL-4 anti-inflamatória produzida pelas células T. As MSC proporcionam um benefício significativo durante

Podem (1) acelerar o fecho da ferida e a reepitelização, (2) melhorar a qualidade e a resistência do tecido regenerado, (3) curar patologias de cicatrização de feridas que, de outra forma, poderiam levar a uma ferida crónica que não cicatriza e (4) minimizar o aspeto visual do tecido cicatricial. Na cicatrização de feridas cutâneas em adultos, as células inflamatórias são recrutadas para a ferida e produzem mediadores pró-inflamatórios, como a proteína quimiotáctica de monócitos-1 (MCP-1), a proteína inflamatória de macrófagos-1 beta (MIP-1β), a interleucina-1 beta (IL-1β) e a interleucina-6 (IL-6). Estes mediadores podem não só desencadear inflamação adicional, como também contribuir para a deposição excessiva de matriz extracelular (ECM) e fibrose. Além disso, as células inflamatórias podem produzir factores de crescimento, tais como o fator de crescimento transformador beta 1 (TGF-β1) e o fator de crescimento derivado das plaquetas, que estimulam a proliferação de fibroblastos, a diferenciação de miofibroblastos e a deposição excessiva de MEC, levando à formação de cicatrizes. Não observámos qualquer recidiva local, sendo necessários mais estudos para comprovar o efeito inibidor tumoral das células estaminais mesenquimais.

As células estaminais mesenquimais (MSC) são um componente importante do microambiente tumoral. No entanto, estudos anteriores produziram resultados controversos quanto ao facto de as MSC promoverem ou inibirem o crescimento e a progressão dos tumores. Em particular, as MSC naïve e as MSC derivadas de tumores (T-MSC) têm funções diferentes. As MSC naïve podem exercer efeitos bidireccionais nos tumores, uma vez que estas células podem tanto promover como inibir o crescimento do tumor, enquanto as T-MSC promovem o crescimento do tumor devido a influências do próprio tumor e do microambiente inflamatório do tumor. Tal como uma ferida não cicatrizada, o tumor produz uma fonte contínua de mediadores inflamatórios e provoca a acumulação de numerosas células inflamatórias que formam um microambiente inflamatório. Os factores inflamatórios podem fazer com que as MSC circulantes e as MSC dos tecidos vizinhos migrem para o tumor, sendo depois "educadas" pelo microambiente tumoral para apoiar o crescimento do tumor. As CTM-T poderiam recrutar mais células imunitárias para o microambiente tumoral, aumentar a proporção de células estaminais cancerígenas e promover a angiogénese tumoral, apoiando ainda mais o crescimento do tumor. No entanto, uma vez que a plasticidade é uma caraterística fundamental dasApós uma mastectomia radical modificada, as células tumorais são removidas, pelo que a infiltração de medula óssea autóloga (células) neste novo ambiente pode aumentar o efeito inibidor do tumor das células estaminais mesenquimatosas através do reforço do sistema imunitário e prevenir a recorrência local, mas isto tem de ser provado num ensaio clínico com grandes amostras.
A investigação sobre os mecanismos através dos quais ocorrem as interações entre os tumores, as MSC e o microambiente inflamatório e os métodos para interromper estas interações são susceptíveis de revelar novos alvos para a terapia do cancro.

Este estudo é um estudo puramente clínico no qual apenas investigámos os efeitos da terapia autóloga da medula óssea. Atualmente, o tamanho da nossa amostra é pequeno e continuaremos a nossa investigação com um maior número de doentes no futuro.

CONCLUSÃO

- Para minimizar as complicações do retalho cutâneo após a mastectomia radical modificada para o cancro da mama, pode ser recomendada a redução da utilização de cautério, a infiltração de medula óssea autóloga, a utilização rotineira de drenos de sucção e a aplicação de vestuário de pressão.

REFERÊNCIAS

1. Townsend, Beauchamp, Evers, Mattox. (2016) Sabiston Textbook Of Surgery. Primeira edição do Sul da Ásia Elsevier 820-60.

2. Tejler G, Aspegren K. (1985) Complications and hospitalisation after breast cancer surgery: a prospective study of385 patients. Br JSurg 72: 542-4.

3. Tadych K, Donegan WL. (1987) Seroma após mastectomia e drenagem da ferida. Surg Gynecol Obstet 165: 483-7.

4. Bryant M, Baum M. (1987) Seroma pós-operatório após mastectomia e dissecção axilar. Br J Surg 74: 1187.

5. Dawson I, Stam L, Heslinga JM, Kalsbeek HL. (1989) Effect of shoulder immobilisation on wound seroma and shoulder dysfunction after modified radical shoulder arthroplasty.

Mastectomia: um ensaio clínico prospetivo e aleatório. Br J Surg 76: 311-

2.

6. Porter KA, O'Connor S, Rim E, Lopez M. (1998) Electrocautério como um fator na formação de seroma após mastectomia. Am J Surg 176: 811.

7. Jeffery SS, Goodson WH, Ikeda DM, Bindwell RI, Bogetz MS (1955). Axillarylymphadenctomy for breast cancer withoutaxillary drainage. Arch Surg 130: 909-13.

8. Bonnema J, Ligtenstein DA, Wiggers T, vanGeel AN (1999). A composição do fluido seroso após a dissecção axilar. Eur J Surg 165: 9-13.

9. Burak WE Jr Goodman PS, Young DC, Farrar WB (1997). Formação de seroma após dissecção axilar por cancro da mama: factores de risco e ausência de influência de

Trombina bovina. J Surg Oncol 64: 27-31.

10. Browse DJ, Goble D, Jones PA. (1996) Axillary node removal: who wants to immobilise the shoulder? Eur J Surg Oncol 22: 569-70.

11. O'Hea BJ, Ho MN, Petrek JA. (1999) Curativo de compressão externa versus curativo padrão após linfadenectomia axilar. Am J Surg 177: 4503.

12. Lam CYW, Lim BH, Chiu PWY, Lee SW, Wu M, Chow TL, et al. (2001) Efeitos do vestuário de pressão em pacientes submetidas a mastectomia radical modificada. A

estudo prospetivo e aleatório. Ann Coll Surg HK 5: A17.

13. Siegel BM, Mayzel KA, Love SM. (1990) Level I and II axillary dissection in the treatment of early breast cancer. Arch Surg 25: 1144-7.

14. Singer N, Caplan A (2011) Mesenchymal stem cells: Mecanismos de inflamação. Annu Rev Pathol 6: 457-8.

15. Jackson. (2012) Investigação e terapia com células estaminais 3: 20.

16. Da Silva Meirelles L, Chagastelles PC, Nardi NB (2006) Mesenchymal stem cells are found in virtually all postnatal organs and tissues. J Cell Sci 119: 2204-13.

17. Pittenger MF, Mackay AM, Beck SC, Jaiswal RK, Douglas R., et al. (1999) Multilineage potential of adult human mesenchymal stem cells. Science 284: 143-7.

18. Dominici M, Le Blanc K, Mueller I, Slaper-Cortenbach I, Marini F., et al. (2006) Minimal criteria for defi ning multipotent mesenchymal stromal cells. Os

Declaração da Sociedade Internacional de Terapia Celular. Cytotherapy 8: 315-7.

19. Ponte AL, Marais E, Gallay N, Langonne A, Delorme B., et al. (2007) A capacidade de migração in vitro das células estaminais mesenquimais da medula óssea humana: comparação

das actividades quimiotácticas das quimiocinas e dos factores de crescimento. Stem Cells 25: 1737-45.

20. Sasaki M, Abe R, Fujita Y, Ando S, Inokuma D., et al. (2008) As células estaminais mesenquimais são recrutadas para a pele ferida e contribuem para a cicatrização de feridas através da transdifusão

Degeneração em vários tipos de células da pele. J Immunol 180: 2581 - 2587.

21. Mishima Y, Lotz M (2008) Chemotaxis of human articular chondrocytes and mesenchymal stem cells. J Orthop Res 26: 1407-12.

22. Hemeda H, Jakob M, Ludwig AK, Giebel B, Lang S., et al. (2010) O interferão gama e o fator de necrose tumoral alfa influenciam de forma diferente a expressão de citocinas

e as propriedades de migração das células estaminais mesenquimais. Stem Cells Dev 19: 693706.

23. Oh SJ, Jeltsch MM, Birkenhager R., et al. (1997) VEGF e VEGF-C: indução específica da angiogénese e da linfangiogénese na coroideia diferenciada das aves

membrana rioalantóica. Dev Biol. 188: 96-109.

24. Joukov V, Pajusola K, Kaipainen A., et al. (1996) Um novo fator de crescimento endotelial vascular, VEGF-C, é um ligando para Flt4

(VEGFR3) e KDR (VEGFR-2)

Receptores tirosina-quinases. EMBO J. 15: 1751.

25. Gruber R, Kandler B, Holzmann P, Vogele-Kadletz M, Losert U., et al. (2005) As células estromais da medula óssea podem criar um ambiente local que favorece a migração

e a formação de estruturas tubulares de células endoteliais. Tissue Eng 11: 896903.

26. Kaigler D, Krebsbach PH, Polverini PJ, Mooney DJ (2003) Role of vascular endothelial growth fator in bone marrow stromal cell modulation of endothelial

Células. Tissue Eng 9: 95-103.

27. Lozito TP, Taboas JM, Kuo CK, Tuan RS (2009) As células estaminais mesenquimais modificam a matriz endotelial e regulam a sua diferenciação vascular. J Cell Bio-

chem 107: 706-13.

28. Kato J, Tsuruda T, Kita T, Kitamura K, Eto T (2005) Adrenomedullin: a protective fator for blood vessels. Arterioscler Thromb Vasc Biol 25: 2480-7.

29. Renault MA, Roncalli J, Tongers J, Misener S, Thorne T., et al. (2009) O fator de transcrição Hedgehog Gli3 modula a angiogénese. Circ Res 105: 818-26.

30. Bianco P, Robey P, Simmons P (2008) Mesenchymal stem cells: Revisão da história, conceitos e ensaios. Cell Stem Cell 2: 313-9.

31. Sorrell JM, Baber MA, Caplan AI (2009) Influência das células estaminais mesenquimais adultas na formação vascular in vitro. Tissue Eng Part A 15: 1751-61.

32. Au P, Tam J, Fukumura D, Jain RK (2008) As células estaminais mesenquimais derivadas da medula óssea facilitam o desenvolvimento de uma vasculatura funcional duradoura. Sangue

111: 4551-8.

33. Djouad F, Charbonnier LM, Bouffi C, Louis-Plence P, Bony C., et al. (2007) As células estaminais mesenquimais inibem a diferenciação das células dendríticas através de um

Mecanismo dependente da interleucina-6. Células estaminais 25: 2025-32.

34. Aggarwal S, Pittenger M (2005) Human mesenchymal stem cells modulate allogeneic immune cell responses. Sangue 105: 1815-22.

35. Varin A, Gordon S (2009) Alternative activation of macrophages: immune function and cell biology (Ativação alternativa dos macrófagos: função imunitária e biologia celular). Immunobiology 214: 630-41.

36. Peranteau WH, Zhang L, Muvarak N, Badillo AT, Radu A., et al. (2008) A sobreexpressão de IL-10 diminui os mediadores inflamatórios e promove a regeneração

Cicatrização num modelo de cicatrização em adultos. J Invest Dermatol 128: 1852-60.

37. . Murray I. R., West C. C., Hardy W. R., et al. Natural history of mesenchymal stem cells, from vessel walls to culture vessels. *Cellular and Molecular Life Sciences*. 2014;71(8):1353-1374. doi: 10.1007/s00018-013-1462-6.

38. Lakhtakia R. Uma breve história do cancro da mama: parte I: reinventar o reinado cirúrgico. Sultan Qaboos Univ Med J 2014;14:53-6.

39. Breasted JH, ed. The Surgical Papyrus of Edwin Smith. Chicago, Illinois: The University Chicago Press, 1930. Edição especial de 1984. The Classics of Surgery Library. Departamento de Gryphon Editions, Ltd. Birmingham (AB). Frontispício.

40. Lyons AS, Petrucelli RJ. Medicine: An Illustrated History. Nova Iorque: Harry N. Abrams Publishers, 1978. pp. 294-317.

41. Homero. Ilíada. Tradução de Rouse WHD. Nova Iorque: New American

Biblioteca; 1966. p. 36.

42. Avasthi S, Srivastava RN, Singh A, Srivastava M. Stem Cell: Past, Present and Future- A Review Article. *Jornal da Internet de Atualização Médica* 2008 Jan-Jun;3(1):22-30.

43. Article.scholarena.co/Autologous-Bone-Marrow-Therapy-to-Operative- Site-Following modified radical mastectomy ***Prevent Flap Complications,****Mahapatra SK.2017*

44. Devita, Hellman, Rosenberg. Cancer Principles and Practice of Oncology. th10 ed. EUA: wolters kluwer;2015.pp. 1107-65

45. Al-Hajj M, Wicha SM, Benito-Hernandez A, Morrison SJ, Clarke Mf:

Identificação preditiva de células tumorigénicas do cancro da mama. *Proc Natl Acad Sci USA 2003,* ***100:****3983-3988*

46. Minn AJ, Kang Y, Serganova I, Gupta GP, Giri DD, Doubrovin M, Ponomarev V, Gerald WL, Blasberg R, Massague J: ***Distinção do potencial metastático específico de cada órgão das células individuais do cancro da***

mama e dos tumores primários. *J Clin Invest 2005,* ***115:****44-55.*

47. Li F, Tiede B, Massague J, Kang Y: ***Beyond tumorrigenesis: cancer stem cells in metastasis.*** *Cell Res 2007,* ***17:****3-14.*

48. Elenbaas B, Spirio L, Koerner F, Fleming MD, Zimonjic DB, Donaher JL, Popescu NC, Hahn WC, Weinberg Ra: ***Células de cancro da mama humano geradas por transformação oncogénica de células epiteliais mamárias primárias.*** *Genes Dev 2001,* ***15:****50-65.*

49. Shipitsin M, Campbell LL, Argani P, Weremowicz S, Bloushtain-Qimron N, Yao J, Nikolskaya T, Serebryiskaya T, Beroukhim R, Hu M, Halushka MK, Sukumar S, Parker LM, Anderson KS, Harris LN, Garber JE, Richardson AL,

Schnitt SJ, Nikolsky Y, Gelman RS, Polyak K: ***Definição molecular da heterogeneidade do tumor da mama.*** *Cancer Cell 2007,* ***11:****259-273.*

50. Pradal R, Clarke MF, Morrison SJ: ***Aplicação do princípio da biologia das células estaminais ao cancro.*** *Nat Rev Cancer 2003,* ***3:****895-902.*

Índice

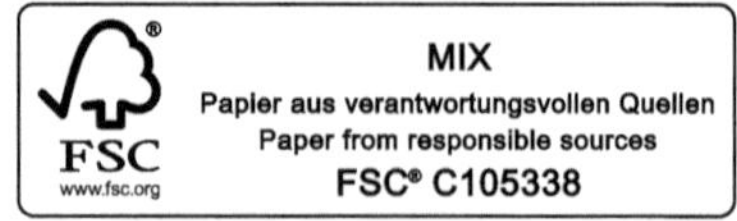

Printed by Books on Demand GmbH, Norderstedt / Germany